汉竹编著·健康爱家系列

任蒙强·主编

颈肩腰腿

按摩

零酸痛

江苏凤凰科学技术出版社

全国百佳图书出版单位

·南京·

图书在版编目（CIP）数据

颈肩腰腿按摩零酸痛 / 任蒙强主编 . — 南京：江苏凤凰科学
技术出版社，2022.4
（汉竹 · 健康爱家系列）
ISBN 978-7-5713-2535-0

Ⅰ . ①颈… Ⅱ . ①任… Ⅲ . ①按摩疗法 (中医) Ⅳ . ① R244.1

中国版本图书馆 CIP 数据核字（2021）第 229908 号

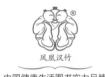

凤凰汉竹

中国健康生活图书实力品牌

颈肩腰腿按摩零酸痛

主　　　编	任蒙强	
编　　　著	汉竹	
责 任 编 辑	刘玉锋　黄翠香	
特 邀 编 辑	张　瑜　仇　双	
责 任 校 对	仲　敏	
责 任 监 制	刘文洋	

出 版 发 行	江苏凤凰科学技术出版社
出版社地址	南京市湖南路1号A楼，邮编：210009
出版社网址	http://www.pspress.cn
印　　　刷	合肥精艺印刷有限公司

开　　　本	720 mm × 1 000 mm　1/16
印　　　张	10.5
字　　　数	200 000
版　　　次	2022年4月第1版
印　　　次	2022年4月第1次印刷

标 准 书 号	ISBN 978-7-5713-2535-0
定　　　价	39.80元

图书如有印装质量问题，可向我社印务部调换。

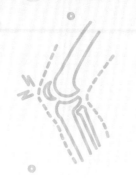
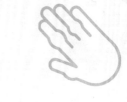
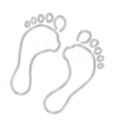
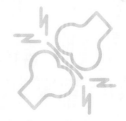

导读

经常颈肩酸痛怎么办?

如何缓解腰痛?

走几步路腿就疼,该怎么缓解?

……

颈肩腰腿痛多是慢性疾病,有长期性和顽固性的特点,当今社会患颈肩腰腿痛的人越来越多。正被慢性疼痛折磨的人,请你不忍耐、不拖延,别把慢性疼痛不当回事儿!

按摩疗法,从古至今都是受人推崇的安全有效的疗法。本书针对人体颈、肩、腰、腿疼痛,给出日常保健操及常见病的对症按摩方,让读者在家就能完成操作。颈椎病、肩周炎、腰椎间盘突出、膝关节疼痛……解决颈肩腰腿多种问题,一本书让你远离疼痛。

目录

第一章
按摩治疗颈肩腰腿痛

第二章
你离颈肩腰腿痛有多远

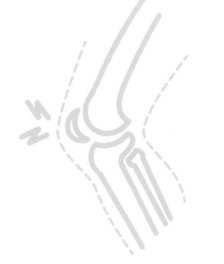

第三章
摆脱颈部疼痛

第四章
摆脱肩部疼痛

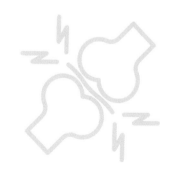

第五章
摆脱腰部疼痛

第六章
摆脱腿部疼痛

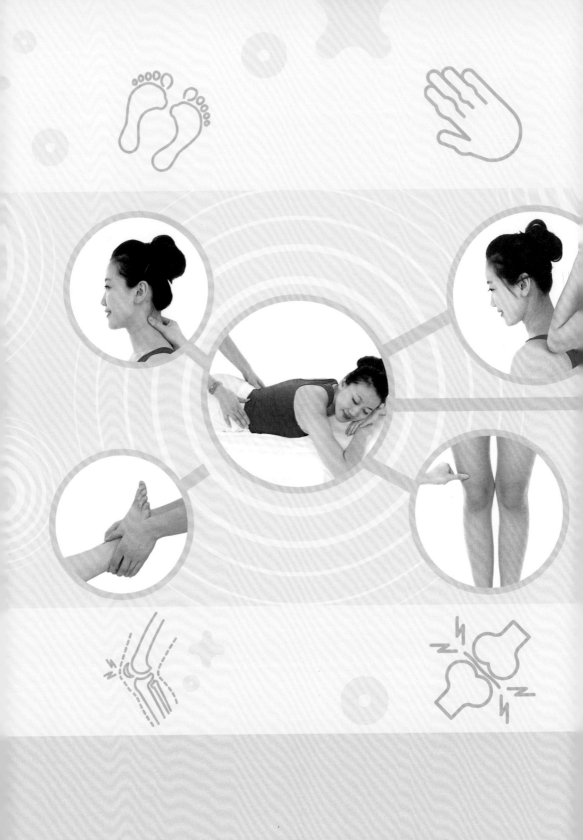

第一章
按摩治疗颈肩腰腿痛

日常生活中，有些人经常会感到颈肩腰腿酸痛、肢体僵硬，同时在各个关节附近伴有压痛感，给日常生活带来不便，影响心情。怎么办呢？其实很简单，通过按摩就可以缓解。一起来了解一下按摩治疗颈肩腰腿痛的相关知识吧！

按摩的原理

按摩是通过一些手法，作用于人体体表的经络、穴位和特定部位，从而调节机体的生理、病理状况，达到治病祛痛的目的。那么，按摩为什么能够治病祛痛呢？按摩会对人体产生哪些功效？来看看按摩为什么如此神奇吧！

按摩的好处

按摩是一种物理疗法，具有保健强身、预防疾病的作用，对治疗颈肩腰腿痛有很好的效果。

舒筋活络，消炎镇痛

按摩有助于增加病变软组织的血液供应，消除炎症，减轻疼痛，并充分缓解肌肉痉挛，达到止痛的目的。

整复筋骨，重建力学平衡

脊柱和肌肉系统支撑人体，当由于外伤或者劳损导致"筋出槽、骨错缝"时，人体的力学平衡发生破坏，就会造成颈肩腰腿疼痛与脏器功能失调。按摩一方面通过理筋，缓解肌肉痉挛，消除软组织的异常应力，重建力学平衡，使错位的关节得到一定的自我调节和整复；另一方面通过传统的正骨手法可恢复关节的位置，改善经络不通，减轻错位关节对神经和血管的压力，使经络通畅。

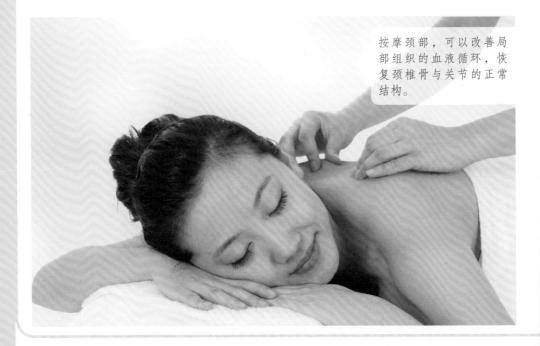

按摩颈部，可以改善局部组织的血液循环，恢复颈椎骨与关节的正常结构。

中医原理讲按摩

按摩具有疏通经络、调和气血、理筋整复等作用，从而达到治疗颈肩腰腿痛的目的。下面我们来讲讲其中的原理。

疏通经络

经络是人体气血运行的通道，具有行气血而营阴阳、濡筋骨、利关节的作用。气血不和则外邪入侵、经络闭塞，不通则痛，就会出现疼痛症状。按摩通过对人体体表的直接刺激，加速了气血的运行，从而防止气滞血瘀，达到疏通经络、缓解疼痛的目的。

调和气血

营、卫、气、血是人体生命活动过程中所必需的物质和动力基础。营藏于血，为血中的能量和动力；卫藏于气，为气中的能量。气血运行可贯通表里内外，渗透到脏腑肌腠，使全身成为一个协调统一的整体。营卫相通，气血调和，机体皆得其养，气血通则筋骨强，机体各部位不痛。

理筋整复

一是按摩直接作用于筋骨、关节，可以促进气血运行，消肿祛瘀，理气止痛；二是按摩的整复手法可以通过力学的直接作用来纠正"筋出槽、骨错缝"，达到理筋整复的作用；三是适当的按摩手法可以起到松解粘连、滑利关节的作用。

西医原理讲按摩

促进血液循环

按摩通过放松肌肉，可以促进血液循环，改善微循环和脑循环。因此，按摩被广泛地用于调理"三高"等疾病。

缓解肌肉疲劳

按摩通过肌肉的牵张反射直接抑制肌痉挛，也可以通过消除痛源而间接解除肌肉紧张，从而能有效地放松肢体，消除骨骼肌过度紧张和僵硬的状况。

镇静止痛

按摩疗法可使软组织得到放松，改善血液循环，促进外周致痛物质的分解，因而有较好的止痛作用。

 按摩后疼痛是怎么回事

不经常按摩的人，偶尔按摩一次之后容易浑身疼痛。这是正常的现象，多按摩几次之后，经络通畅了，按摩之后的疼痛症状就会减轻许多。疼痛不得缓解者应暂停按摩，并咨询专业医师。

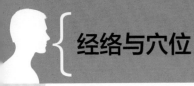

经络与穴位

人体健康与经络通畅关系密切。人们常说"通则不痛，痛则不通"，其实是讲，在经络不畅时，人体会发出疼痛的"求助信号"，而刺激经络穴位有助于畅通经络，可以达到治病祛痛的目的。

什么是经络

经络是人体气血运行的通道，包括经脉和络脉。经和络形成一体，就像一张网，联系身体的上、下、内、外，将全身的脏腑、形体、官窍及皮毛等所有的组织器官联系在一起。这个"网"的主线是"经"，原意是"纵丝"，就是直行主线的意思；网的支绳是"络"，是网络、支线的意思。人体一共有26条纵行主干线，其中有24条对称分布在身体的两侧，每侧12条，称为"十二经脉"；另外两条分布于身体的正中线，一前一后，前为任脉，后为督脉。十二经脉加上任督二脉合称"十四经"，是经络系统中的主干。络脉则是经脉的细小分支，纵横交错，达于全身，把人体各部分联结成统一的整体，以保持人体生命活动的协调和平衡。

经脉不利或阻滞不通，经脉循行部位都可能会出现相应的疼痛；经脉是气血运行的通道，气血有余或不足，都可能影响经络功能，从而表现出经络病症。在没有器质性病变的情况下，我们可以通过刺激经络穴位来缓解疼痛。比如受寒引起的经络不通，在所循经络处艾灸，可缓解疼痛；因为久坐引起的麻木感，可以通过按摩来缓解；由于姿势压迫导致的酸麻感受，可通过活动身体来缓解症状。

什么是穴位

穴位是经络气血输注出入的部位，与体内的脏腑器官有着密切的联系，通过气血输注出入来联系内外。"输"具有双向的含义，生理上，从内到外，脏腑气血濡养肢节；病理上，从外到内，是邪气入侵的通道；诊断上，从外到内，反映内部的疾病；治疗上，从外到内，通过外部的刺激，来治疗内部疾病。

利用经络穴位按摩缓解颈肩腰腿痛

颈肩腰腿疾病多是由于气血不通引起的。通过按摩，可以调节血液循环，缓解肌肉酸痛，让气血在体内畅行，打通颈肩腰腿处的瘀积。

经络疼痛的特点

经络疼痛具有两个特点：一是在经脉循行线上的多个部位均可发生疼痛；二是沿经脉循行线出现"牵引痛"，常见的有头痛、颈肩痛、腰痛、膝关节痛等。

疼痛好发人群

不同部位的疼痛好发人群不同，跟人体体质和生活习惯等因素密切相关。如上班族，经常用电脑、手机，容易出现颈、肩部不适。全职妈妈既要带娃又要做家务，易患腰痛。

经络疼痛的种类

痛也分为好多种，如冷痛、酸痛等。冷痛好发于膝关节、后背。骑车一族，膝关节容易迎风，即使戴上护膝也难以避免；后背是人体容易怕冷的部位。因此，这几个部位容易出现冷痛的表现。酸痛情况多见于平时缺乏运动的人，偶尔做运动之后就会浑身酸痛。

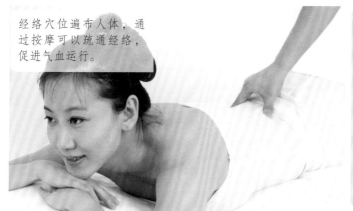

经络穴位遍布人体，通过按摩可以疏通经络，促进气血运行。

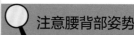

注意腰背部姿势

平时注意腰部姿势，可利用腰枕协助支撑腰部，减轻腰部的负担。背痛发作时，通过单杆引体的牵张疗法，可缓解疼痛。

常用取穴定位法

体表解剖标志定位法

体表解剖标志定位法以体表解剖学的各种体表标志为依据来确定穴位，可分为固定标志和活动标志两种。

固定标志：指各部位由骨节和肌肉所形成的凸起、凹陷及五官轮廓、发际、指（趾）甲、乳头、脐窝等，可作为取穴标志。如两眉间取印堂穴，两乳头间取膻中穴，腓骨头（位于小腿外侧部）前下方凹陷处取阳陵泉穴。

活动标志：指各部位的关节、肌腱、肌肉、皮肤在活动过程中出现的空隙、凹陷、皱纹、尖端等。如屈肘时在肘横纹外侧凹陷处取曲池穴，张口时在耳屏与颞下颌骨髁突之间的凹陷处取听宫穴。

"骨度"折量定位法

"骨度"折量定位法是指将全身各部位以骨节为主要标志规定其长短，并依其比例折算作为定穴的标准。按照此种方法，不论男女、老少、高矮、胖瘦，折量的分寸都是一样的，从而很好地解决了在不同人身上定穴的难题。

"骨度"折量寸表

部位	起止点	骨度（寸）	度量
头面部	前发际正中至后发际正中	12	直寸
	眉间（印堂穴）至前发际正中	3	直寸
	两额角发际（头维穴）之间	9	横寸
	耳后两乳突（完骨穴）之间	9	横寸

（续表）

部位	起止点	骨度（寸）	度量
胸腹胁部	胸骨上窝（天突穴）至剑胸结合中点（歧骨）	9	直寸
	剑胸结合中点（歧骨）至脐中（神阙穴）	8	直寸
	脐中（神阙穴）至耻骨联合上缘（曲骨穴）	5	直寸
	两乳头之间	8	横寸
	两肩胛骨喙突内侧缘之间	12	横寸
背腰部	肩胛骨内侧缘至后正中线	3	横寸
上肢部	腋前、腋后纹头至肘横纹（平尺骨鹰嘴）	9	直寸
	肘横纹（平尺骨鹰嘴）至腕掌（背）侧远端横纹	12	直寸
下肢部	耻骨联合上缘（曲骨穴）至髌底	18	直寸
	髌底至髌尖（膝中）	2	直寸
	髌尖（膝中）至内踝尖	15	直寸
	胫骨内侧髁下方（阴陵泉穴）至内踝尖	13	直寸
	股骨大转子至腘横纹（平髌尖）	19	直寸
	臀沟至腘横纹（平髌尖）	14	直寸
	腘横纹（平髌尖）至外踝尖	16	直寸
	内踝尖至足底	3	直寸

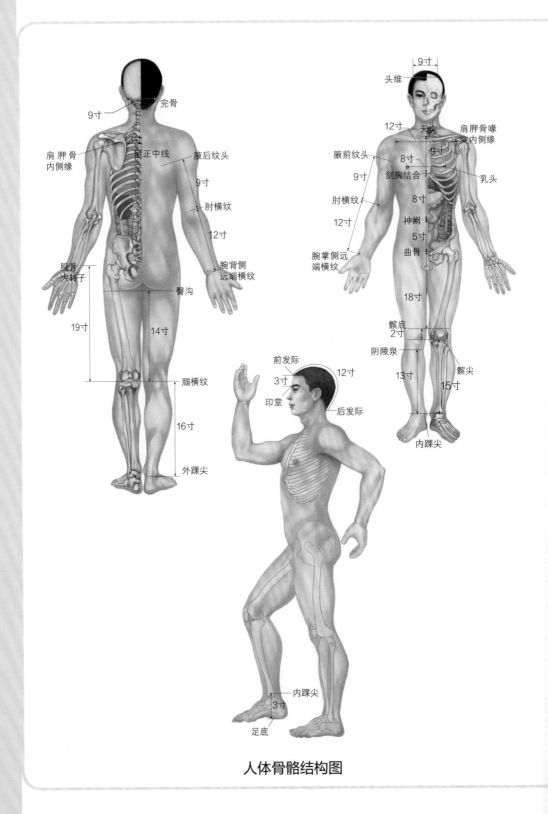

完骨

9寸

3寸

肩胛骨
内侧缘

后正中线

腋后纹头

9寸

肘横纹

12寸

腕背侧
远端横纹

股骨
大转子

臀沟

19寸

14寸

腘横纹

16寸

外踝尖

头维

9寸

天突

12寸

肩胛骨喙
突内侧缘

腋前纹头

9寸

剑胸结合

8寸

9寸

乳头

肘横纹

8寸

神阙

12寸

5寸

腕掌侧远
端横纹

曲骨

18寸

髌底

2寸

阴陵泉

髌尖

13寸

15寸

内踝尖

前发际

3寸

印堂

12寸

后发际

内踝尖

3寸

足底

人体骨骼结构图

"指寸"定位法

"指寸"定位法是一种简易的取穴方法,即依照被取穴者本人手指的长度和宽度为标准来取穴。

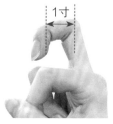

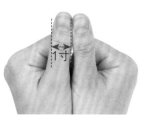

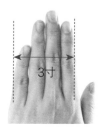

中指同身寸：以被取穴者中指中节屈曲时内侧两端纹头之间距离为1寸。此法可用于腰背部和四肢等部位。

拇指同身寸：以被取穴者拇指指间关节的横向宽度为1寸。此法常用于四肢部位。

横指同身寸：又称"一夫法",将被取穴者的食指、中指、无名指、小指并拢,以中指中节横纹处为标准,四指的宽度为3寸。

简便取穴法

简便取穴法是临床上常用的一种简便易行的取穴方法,虽然不适用于所有的穴位,但是操作方便,容易记忆。

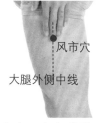

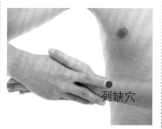

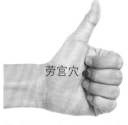

风市穴：直立垂手,手掌并拢伸直,中指指尖处即是。

列缺穴：两手虎口相交,一只手食指压另一只手桡骨茎突上,食指尖到达处即是。

劳宫穴：握拳,中指指尖压在掌心的第一横纹处即是。

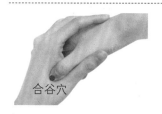

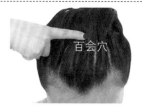

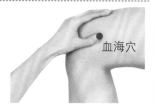

合谷穴：以一只手拇指指间横纹对准另一只手拇指、食指之间的指蹼,指尖点到处即是。

百会穴：两耳尖与头正中线相交处,按压有凹陷处即是。

血海穴：屈膝90°,手掌伏于膝盖上,拇指与其他四指成45°,拇指指尖处即是。

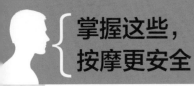

掌握这些，按摩更安全

按摩作为一种常用的治疗颈肩腰腿痛的中医疗法，不需要借助辅助工具就可以操作，非常安全。但是作为一种保健治疗的方法，按摩同样有禁忌证和一些注意事项。掌握了这些，才能更安全地按摩。

按摩的禁忌证

为避免引起不良后果，在下列情况下不宜进行按摩。

1.患有急、慢性传染病，如麻疹、荨麻疹、肺结核、脊髓灰质炎等。

2.患有骨科疾病，如骨折、关节脱位、骨关节结核、骨肿瘤、骨髓炎等。

3.患有严重心脏疾病、肝脏疾病、胆囊疾病和肾脏疾病的患者。

4.患有恶性肿瘤、贫血，或久病体弱、极度虚弱的人。

5.患血小板减少性紫癜，或过敏性紫癜、红斑狼疮、血友病者。

6.皮肤病患者，皮肤表面病变面积较大，或患有溃疡性皮炎。

7.女性在月经期、妊娠期，一些特殊部位不可以随意按压。

8.沐浴、剧烈运动、饮酒后，或高热、过饥、过饱、过度疲劳时，不宜按摩。

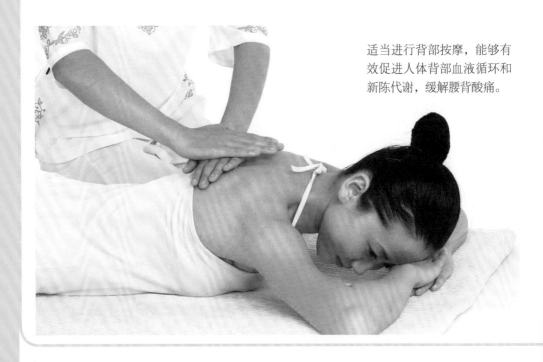

适当进行背部按摩，能够有效促进人体背部血液循环和新陈代谢，缓解腰背酸痛。

按摩出现异常情况如何处理

在按摩之前，操作者应该采取相应措施，积极避免异常情况的发生。在操作时，如果发生异常情况，则应采取及时且恰当的处理措施。

 晕厥

在按摩过程中，当患者出现晕厥时，要立即停止按摩，将患者安置到通风处，喂一些白开水或糖水，一般过一会儿后会有好转。必要时应立即就医。

瘀斑

对轻度的皮下出血，一般不必处理。若局部青紫严重，可先冷敷，或用弹性绷带加压包扎。出血停止后，可在局部轻柔地按摩，同时加湿热敷，以消肿止痛，促进局部瘀血的消散和吸收。

破皮

当用擦法、摩法、揉法时，可能会使患者皮肤受到损伤。遇到这种情况，应立即停止按摩，并对破损皮肤进行消毒处理，以防感染。

疼痛

按摩时出现疼痛一般不需要做特别处理，1~2 天内症状可自行消失。若疼痛较为剧烈，可外涂扶他林软膏。在损伤早期可局部冷敷，在损伤后期可局部施以按摩并配合湿热敷。

按摩的注意事项

1. 较重的急性损伤早期，肿痛严重者，在24~72 小时后才可进行局部按摩，以免加重局部内出血。

2. 急性损伤者，在按摩治疗中，不宜再在局部进行热敷，以免造成局部组织间隙水肿。

3. 首次治疗者，在治疗后的 1~2 天后，局部可能出现症状加重的情况。这种情况一般只是暂时性的，2~3 天会自行消失，不必担心。

4. 操作时，双手尽量直接接触皮肤，不隔衣物按摩。按摩后有出汗现象时，应注意避风，以免感冒。

 掌握按摩时间

要掌握按摩的时间，每次以 20 分钟左右为宜。宜早晚各按摩1 次，如清晨起床前和夜晚临睡前。

按摩的基本手法

中医按摩手法的种类名称很多，有些名同法异，有些法同名异，有的根据动作形态分类，有的根据操作的要求分类，还有的根据手法的方式分类。为了便于掌握，应用方便，这里我们重点介绍下适用于颈肩腰腿部位的常用按摩手法。

点法

用屈曲的指间关节突起部分着力于施术部位或穴位上，也可用手指指端，做按压动作的方法。力度要由轻而重，平稳持续地施力。

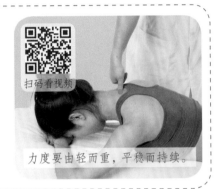

扫码看视频

力度要由轻而重，平稳而持续。

按法

指按法：用手指指腹着力于施术部位或穴位上，逐渐用力下压的方法。

掌按法：用单掌、双掌或双掌叠加着力于施术部位或穴位上，逐渐用力下压的方法。

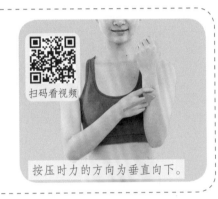

扫码看视频

按压时力的方向为垂直向下。

捏法

三指捏法：用拇指与食指、中指相对在施术部位做挤压动作的方法。

五指捏法：用拇指与其余四指在施术部位做挤压动作的方法。

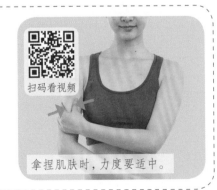

扫码看视频

拿捏肌肤时，力度要适中。

㨰法

手握空拳，以小指掌指关节为支点，用掌背在体表进行来回滚动的方法。频率为每分钟120~160次，动作要协调连贯。

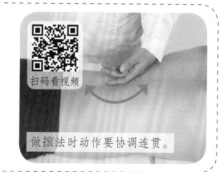

做㨰法时动作要协调连贯。

拿法

三指拿法：用拇指与食指、中指相对在施术部位做提拿动作的方法。

五指拿法：用拇指与其余四指相对在施术部位做提拿动作的方法。

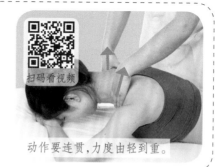

动作要连贯，力度由轻到重。

推法

指推法：以手指指腹着力于施术部位上，在体表做单方向直线推动的方法。

掌推法：以手掌掌根着力于施术部位上，在体表做单方向直线推动的方法。

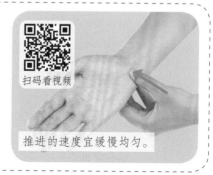

推进的速度宜缓慢均匀。

搓法

用双手掌面挟住一定的部位，相对用力快速搓揉，同时做上下往返移动的方法。双手挟持肢体时力量要适中。挟持过重，搓不动；挟持过轻，搓不到。

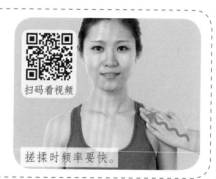

搓揉时频率要快。

擦法

用手掌的大鱼际、掌根或小鱼际附着在施术部位,沿直线来回摩擦的方法。操作时腕关节伸直,使前臂与手接近相平。动作要连续,速度均匀且快,往返距离尽量拉长。

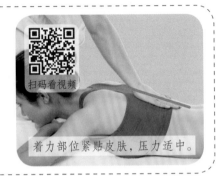

扫码看视频

着力部位紧贴皮肤,压力适中。

摩法

指摩法:三指并拢附着于一定部位,在体表做环形而有节奏的摩动的方法。

掌摩法:用掌面附着于一定部位,在体表做环形而有节奏的摩动的方法。

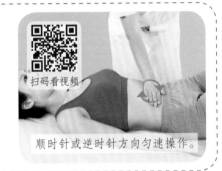

扫码看视频

顺时针或逆时针方向匀速操作。

拍法

双手手掌着力于施术部位上,交替用虚掌拍打体表的方法。虚掌拍打,腕关节自由摆动,肘关节自由屈伸。

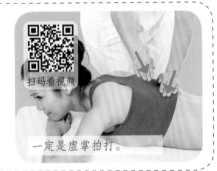

扫码看视频

一定是虚掌拍打。

击法

拳击法:手握空拳,微屈腕,用拳背叩击体表的方法。

侧击法:手指自然弯曲,腕略背屈,用单手或双手小鱼际击打体表的方法。

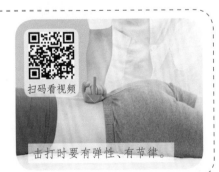

扫码看视频

击打时要有弹性、有节律。

掐法

　　用指甲缘切按部位或穴位的手法。掐时要逐渐用力，注意不要掐破皮肤。掐后可轻揉局部，以缓解不适。

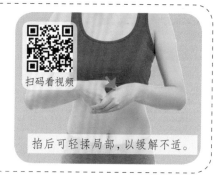

扫码看视频

掐后可轻揉局部，以缓解不适。

弹拨法

　　用手指指腹沿肌肉走行的方向做垂直的往返拨动。弹击力要均匀而连续。

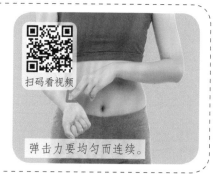

扫码看视频

弹击力要均匀而连续。

抖法

　　以双手或单手握住受术者肢体远端，做小幅度的连续抖动的方法。抖动幅度要小，但频率要快。

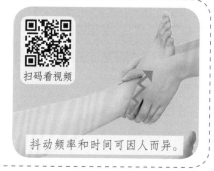

扫码看视频

抖动频率和时间可因人而异。

摇法

　　一手固定被摇关节的近端，一手握住被摇关节的远端，做连续、平稳的环转运动的方法。摇转的幅度应控制在人体生理活动范围内。

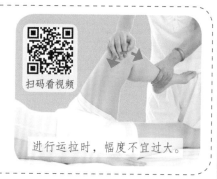

扫码看视频

进行运拉时，幅度不宜过大。

其他
辅助疗法

针对颈肩腰腿痛这些慢性疾病，可以长期坚持中医理疗，对缓解和改善慢性疼痛有良好的效果。下面就介绍一些中医理疗方法。

药浴

中药药浴属于传统中医疗法中的外治法之一，是将水盛于器皿内，浸泡身体的某些部位或全身，利用水温本身对皮肤、经络、穴位的刺激和药物的透皮吸收，达到调理疾病、养生保健的目的。

药浴注意事项

1. 饭后不宜立即泡浴，等 1 小时方可入浴。

2. 浸泡药浴前、中、后期应适当补充水分。

3. 浸泡场地应注意通风良好，但不可受寒。

4. 起浴后不可蓄意吹风，以免受寒。

5. 有严重哮喘病者应避免使用，或遵医嘱。

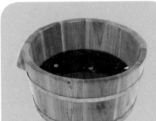

病变范围小的，可局部泡浴；病变范围大的，可全身泡浴。

药枕

药枕疗法可以通过机械刺激及药物功效，使颈部的皮肤感受器、血管或神经处于活跃、兴奋或抑制状态，调节血管及神经功能，松弛血管和肌肉，激发颈部的经络之气，促进气血流通，发挥药物芳香渗透的作用。

使用药枕注意事项

1. 定期翻晒枕芯。由于中药易吸附人体的汗气，容易发霉，应定期翻晒。

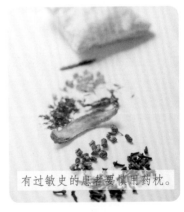

有过敏史的患者要慎用药枕。

2. 使用药枕时间不宜太短。药枕保健不同于内服药物，作用缓慢，一般要连续使用3~6个月后，效果才会明显。

3. 因人施枕。药枕要根据辨证施治的原则选择制作。

腰枕

睡觉时在腰部下面垫一个腰枕，可以起到防止腰脱、促进血液循环的作用，对于恢复腰椎生理曲度有一定的作用，能够使腰椎以及腰椎周围软组织得到充分的休息和放松。还可以在腰枕中加入一些精工炮制后的中草药，不仅舒服，还可以起到祛风除湿、活血化瘀的作用。

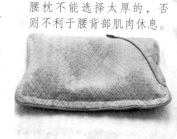

腰枕不能选择太厚的，否则不利于腰背部肌肉休息。

使用腰枕注意事项

用来充当枕芯的药物，通常选用质地轻柔的花、叶、子类药物，不可过硬。如果使用质地较硬的药物，注意要将其研为粗末后再装入腰枕。松软的腰枕不但靠起来舒适，而且还可增加腰部与枕之间的接触面积，使药物充分渗透到腰部。腰枕中的药物也有保质期，一般1~3年就需更换一次腰枕内的药物。

中药熏蒸

采用中药熏蒸的方法可以增加血液循环和营养供应，加快清除疼痛部位的代谢废物，能促进血瘀和水肿的消散，对于辅助治疗肌肉酸痛、劳损、骨质增生、腰椎间盘突出等症有显著的效果。

中药熏蒸注意事项

1. 空腹及饭后半小时内不宜做熏蒸。

2. 做完熏蒸后宜喝适量的白开水补充水分。

3. 孕妇及经期女性不宜做熏蒸。

4. 心脏病、高血压严重者不宜做熏蒸。

5. 心衰、肾衰患者不宜做熏蒸。

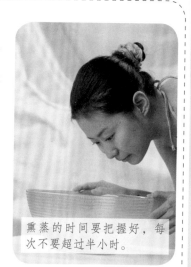

熏蒸的时间要把握好，每次不要超过半小时。

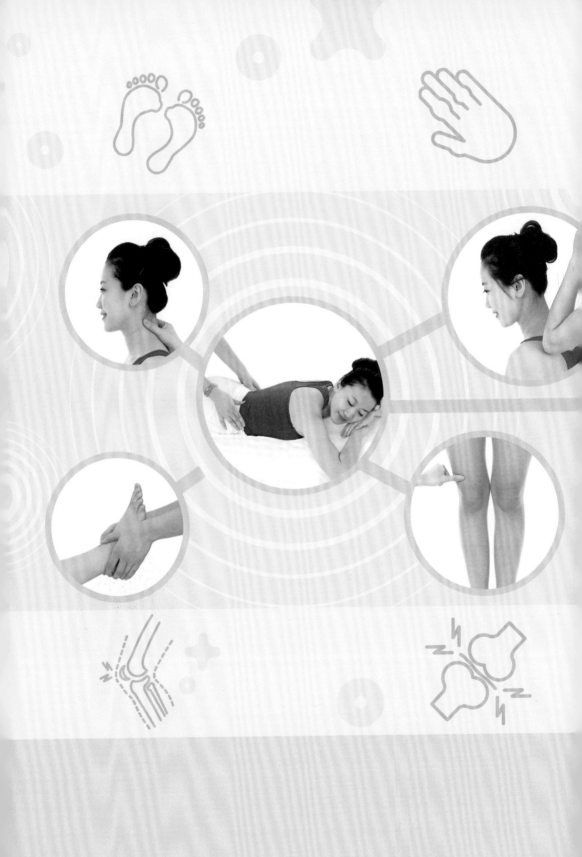

✦ 第二章 ✦
你离颈肩腰腿痛有多远

如今，颈肩腰腿痛变得越来越普遍，已经不仅仅是上了年纪才会有的疾病，年轻人也常患上颈肩腰腿痛。这些疼痛影响着人们的生活质量，让人饮食不香、睡眠不好、情绪也变得越来越低落。所以，有必要自查一下，看看自己离颈肩腰腿痛有多远。

关于疼痛，你了解多少

疼痛对每个人来说都不陌生，日常生活中，我们总会由于多种原因感觉到各种疼痛。不少人认为，疼痛不是什么大病，忍一忍就过去了。事实上，疼痛本身就是一种病，而且疼痛还分为急性疼痛和慢性疼痛，不同的疼痛性疾病，有不同的诊断病理和不同的症状表现，对人体也有不同的影响，需要辨证对待。

急性疼痛

急性疼痛是指新近产生并持续时间较短的疼痛，特点就是来得快，走得也快。临床上认为，急性疼痛多是一些疾病的伴生症状。比如，人受了风寒，患了感冒，就会头痛，感冒严重的时候，头痛会加重；感冒要是好了，头痛自然也就好了，不会拖太久。患有急性疼痛者，应积极治疗原发病。

慢性疼痛

慢性疼痛是指持续一个月以上的疼痛，这种疼痛的感觉是缓缓的、隐隐的，只有遇到阴雨天或是体力过度透支后，才会痛得厉害。医学界认为，慢性疼痛是一种疾病，可能表现为反复发作的过程，或者表现为慢性过程，急性发作，但是这些过程都属于慢性疼痛。本章着重介绍慢性疼痛。

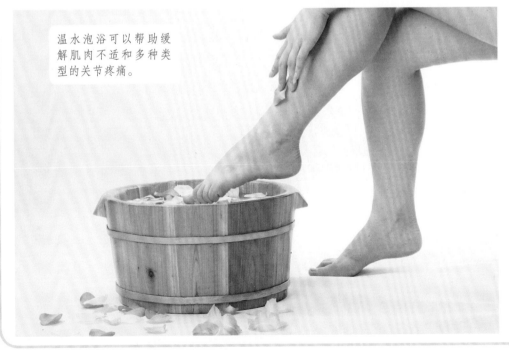

温水泡浴可以帮助缓解肌肉不适和多种类型的关节疼痛。

常见的慢性疼痛分类

慢性疼痛可包括颈部疼痛、肩膀疼痛、腰部疼痛、腿部疼痛等。

 颈部疼痛

许多人经常保持低头的姿势，这样会导致头颅的重心前倾，颈椎也随之向前屈曲，颈椎的前凸曲线便会逐渐消失，甚至出现向后凸出的情况。颈椎生理曲线的消失和异常，是导致颈部疼痛的重要原因。

 肩膀疼痛

肩关节的前下方肌肉较少，关节囊又很松弛，所以关节稳固性很差。对于常年对着电脑工作的人，姿势不当很容易造成肩膀酸疼；长期做家务或者过度使用肩关节的人，也会经常肩膀疼痛。

 腰部疼痛

日常生活中弯腰抬物，这种姿势虽然做功较少，但基本都要靠腰背肌肉发力，腰背肌肉韧带负担较大，容易造成腰骶部肌肉、韧带损伤。长时间如此，腰背部相对薄弱的肌肉和韧带就很容易损伤，出现疼痛。

 腿部疼痛

腿部的膝关节是全身上下最为薄弱、易受伤的一个部位，几乎得不到脂肪或肌肉的保护，跑、蹲、跳等动作都需要良好的膝关节功能才能完成，因运动不当导致的膝关节疼痛是较为常见的。

慢性疼痛的危害

疼痛在日常生活中十分常见，不少人对疼痛已习以为常，忽略了它的危害性和严重性。事实上，人们遇到的这些疼痛，尤其是慢性疼痛，对健康十分不利。如果一个人经常头痛，身体就会疲乏无力，对什么都不感兴趣，甚至连饭都不想吃；如果一个人总是腿痛，体力必然会下降，时间长了，还会引起情绪上的抑郁，人会变得相当焦虑。而且疼痛患者常伴有睡眠障碍、体重减轻、抵抗力低下和便秘等情况，十分影响日常生活质量。

 谨慎服用止痛药

很多人一旦疼痛发作就吃止痛药，当下疼痛是减轻了，可如果长时间服用止痛药，可能会诱发消化道出血，所以止痛药要谨慎服用。

颈肩腰腿痛，
根源在脊柱

脊柱有支撑体重、使身体自如活动的重要作用。在生活中，颈肩腰腿疼痛的问题变得越来越普遍。这些疼痛看似是某个部位出了问题，事实上，根源却是在脊柱上。

脊柱的重要性

脊柱是人体最强大的骨性支柱，脊柱上接颅骨，下连尾骨，由颈椎、胸椎、腰椎、骶骨、尾骨五部分组成。它对于人们的正常生活和活动起着相当重要的作用。为什么这么说呢？首先，它支撑着身体的重量，减少震荡对身体带来的冲击，以此来保护大脑、脊髓、内脏。其次，人之所以能灵活地做前屈、后伸、侧屈、旋转等动作，也是脊柱的功劳。

脊柱承担着这么重大的任务，不仅疲劳辛苦，工作也相当繁重复杂。更为重要的是，在由脊柱各个椎管自上而下纵向排列所构成的管道内，分布着人体最重要的神经组织——脊髓。因为人体体表和内脏的神经组织大多是从颈、胸、腰段脊髓的神经节延伸而出，随后再分布于四肢和躯体。也就是说，不管是我们体表的皮肤，还是体内的五脏六腑，都是起源于脊柱里面的脊髓。所以，脊柱一旦出了问题，可能会影响到全身的各个部位。正是由于脊柱的这些重要作用，加之其易疲劳、易受伤的特点，脊柱也就成了各种慢性疼痛的高发地带，而且大多数人的颈肩腰腿痛都和脊柱有关。

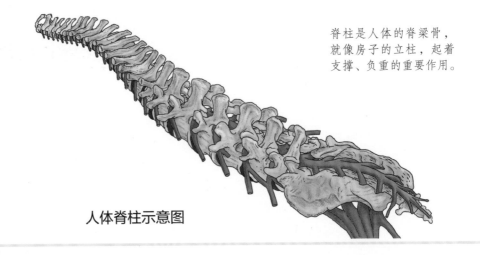

脊柱是人体的脊梁骨，就像房子的立柱，起着支撑、负重的重要作用。

人体脊柱示意图

脊柱病变的危害

　　困扰现代人的亚健康症状中有很多是因为脊柱病变所致。脊柱疾病对人们生活、工作造成的困扰越来越多，那么脊柱病变容易造成哪些危害呢？

脊柱易损人群

　　许多人都出现过不同程度的颈肩腰腿痛，尤其是那些长期伏案或保持坐、立姿势工作的人。因为他们的颈椎、胸椎、腰椎关节与肌肉常常处于牵拉紧张状态，日积月累下来，非常容易造成脊柱的骨与关节周围软组织的劳损与病变，从而引发颈肩腰腿痛。

脊柱病变症状

　　有些颈椎病患者常常会出现手臂麻木、肌肉萎缩的情况。常常腰痛的人，也会连累到腿出现麻痹的不适症状。这些都说明，脊柱的病变不仅会使颈、胸、腰椎段出现慢性疼痛，还会带来其他危害。

脊柱痛易致疾病

　　许多疾病与脊柱相关，比如心律失常、头痛、眩晕、胃痛、腹泻、血压增高、性功能障碍等。由脊柱引起的疾病可涉及人体神经、呼吸、消化、泌尿、内分泌等几大系统，病种可涉及内科、外科、神经科、内分泌科、妇科、耳鼻喉科、眼科甚至皮肤科等多个科室。

趁着年轻养脊柱

　　脊柱作为人体的支柱，神经的中枢，担负着重要使命，身体上很多疾病都与脊柱有着直接或间接的联系。脊柱健康，身体健康；脊柱有病变，身体健康也会受到牵连。

　　因此，我们平时要注意预防和调理脊柱问题，建议改变不良生活习惯，每天进行必要的运动锻炼和体力劳动，劳逸结合，保持乐观愉快的心情，避免精神过度紧张，要趁着年轻养脊柱。

养脊要养肾

中医认为，只有肾精充足，骨髓的化生才能有充足的源头保障；而骨髓充足了，骨骼才能得到很好的滋养，才会发育旺盛，骨质才能致密，强健有力。

自测脊柱是否健康

脊柱发病的过程很漫长，症状也不明显，如果忽略了早期的症状，可能就无法及时地给予治疗，等到了症状特别明显，不得不去医院的时候，治疗难度会较大。所以，掌握自测脊柱是否健康的方法非常重要。

观察站姿、坐姿

俗话说"站要有站相，坐要有坐相"，古时也有"站如松，坐如钟"的说法。当我们站着的时候，左右两肩要在同一水平线上，脊柱像是垂直于地面的一条直线，就像松树一样，给人以生机勃勃的印象；当我们坐着的时候，腰要挺直，上身微微前倾，大腿和小腿呈 90°，身体重心落在骨盆上，像钟鼓般沉稳。长期处于站立或坐位的状态，且站姿、坐姿不规范的人，平时多留意是否有腰椎前凸增大或减少，及盆骨前后倾斜等问题。

人老先从脊柱老

很多人经常落枕，或者起床后总感觉腰酸背疼，连睡觉都睡得很累。实际上，这是脊柱退化的早期表现。有的人脸上有皱纹了，或者是出现白头发了，就变得忧心忡忡，感觉自己正在渐渐变老。其实，这些都不是老化的最早征兆，真正变老是从脊柱的柔韧性减弱开始的。

保养脊柱可以缓解疲劳，调节气血。日常生活中可以做一些脊柱保养操。

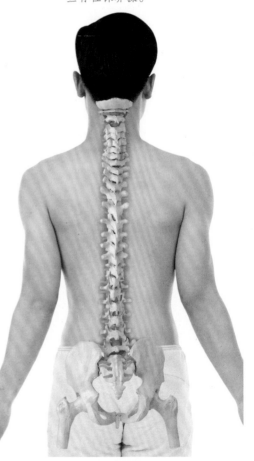

人体脊柱结构图

知晓脊柱发出的各种疾病信号

下面来做一个健康自查，通过一些症状对照，看看你的脊柱是否存在健康隐患。掌握脊柱发出的各种疾病信号，才能够及时进行有效预防。

1.鞋后跟常被磨得高低不平，通常是由于双腿长度不等或沿着脊柱长轴的压力不均衡造成的。

2.不能完成舒适的深长呼吸，可能是脊柱出现了问题。

3.颈部、背部或更多关节会发出爆裂的声音，通常是由于脊柱关节被"锁住"或"卡住"了。

4.头部或髋部不能向两侧轻松地扭动或者旋转相同的角度，运动的范围正逐渐缩小。

5.经常感到疲劳，因为不平衡的脊柱会消耗身体的能量。

6.精神不能很好地集中，因为脊柱的不适会影响大脑健康。

7.对疾病的抵抗力较弱。脊柱出现脱位，就会影响人体神经系统和内分泌系统抵抗疾病的功能。

8.行走时，脚尖会向外展开。脚外展也许是下部脊柱或髋骨的问题，或是头颈部、颅骨基底部压力不均衡的信号。

9.有不良姿态。两脚分开，与肩同宽站立，体重应该平均分配在两个脚掌，否则可能提示脊柱、头或臀部不在身体中心线上。

10.有头痛或颈部、腰部、背部的疼痛及肌肉或关节的软组织疼痛，通常是脊柱出现脱位的信号。

11.感到背部和颈部僵硬不适，也是脊柱出现劳损或其他病变的信号。

12.只是感到轻微的不舒服，浑身酸软或乏力，但是健康状况并不受影响。

上述 12 个表示脊柱侧弯或不正的症状，是身体疾病的信号，不容忽视。

🔍 按摩脊柱注意事项

脊神经连接脑与全身各部位，如果按摩的方法和技巧不对，会给脊柱健康埋下很大隐患。例如，长期大力按摩，会破坏脊柱的稳定性。

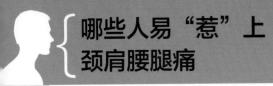

哪些人易"惹"上颈肩腰腿痛

脊柱作为身体器官的一部分，只有经常锻炼才能更加强健。现代社会，不少人不仅没有空闲时间运动，还经常处于过劳状态，使得脊柱遭受损伤的可能性越来越大，患颈肩腰腿痛的人也越来越多。那么，在我们的生活中，都有哪些群体更容易患颈肩腰腿痛呢？

长期伏案工作的上班族

随着电脑的普及，越来越多的人需要在电脑前伏案工作，因而静坐的时间越来越长。如此长时间保持一个姿势不动，再加上神经高度紧绷的状态，就会使颈部关节长期受到压迫，导致颈椎结构因过早老化而发生病变，最后患上颈椎病。

经常开车的人

有的人开车时，为了看清前面路况，总是伸着脖子，眯着眼睛，这样很容易使颈部肌肉痉挛，并可能发生颈椎错位，从而压迫、刺激神经，出现头痛、肩痛等症状。还有一些司机个子很高，但座位不能升降，所以开车时老是弯腰、低头；而个子矮的司机，又需要仰头，这些姿势对颈椎和腰椎的压力很大，时间长了就容易颈肩腰背痛。除此之外，在遇到紧急情况时，往往会急刹车。殊不知这一脚踩下去，会让司机本身的颈椎和腰椎产生巨大的晃动，并极易造成颈寰枢关节半脱位或让司机颈椎间盘损伤，时间长了还会引起骨刺，甚至是颈椎间盘突出。

不注重保暖的人

经常长时间待在空调房里玩游戏、看电视的人，很容易出现指端麻痹、颈部酸痛等不适。一些穿着较单薄的人也易患颈肩腰腿痛，因为身体一些部位常常暴露在低温下，颈部、背部肌肉会出现痉挛，肌肉、韧带、肌腱也会收缩，血液循环不能正常运行，于是就产生了局部疼痛。

长期固定一个姿势或从事重体力劳动的人

重体力劳动对脊柱的伤害是非常大的。重体力劳动者中弯腰驼背的较多，这与长年累月从事繁重的体力劳动是分不开的。

长期固定一个姿势进行劳动，也容易损伤脊柱，比如电焊工、煤矿工、汽车修理工等。为了工作的需要，不得不长时间保持一个特殊的姿势，因而脊柱容易损伤和变形。

学生一族

学生一族正在逐渐成为脊柱侧弯的高发人群，其主要原因除了和学习负担过重、考试压力过大及缺少体育锻炼有关外，还与不良的生活习惯有很大联系。比如有的学生喜欢长时间躺在床上看书、打游戏等，都会引起脊柱关节错位或变形，严重的甚至会因脊髓和神经根受压迫而导致瘫痪。

中老年人

很多中老年人的颈、腰、背都会出现疼痛，这种疼痛也与年龄有关。随着年龄的增大，骨钙开始流失，骨质就会疏松，于是就更容易出现各种各样的疼痛。比如说，不少中老年人，双臂和肩膀长时间保持一个姿势，或者稍微受点凉，整个肩膀就酸痛难忍，这就是"五十肩"。因为年纪大了后，肩关节囊老化萎缩，关节里面的滑液分泌也减少了，再加上局部受凉、姿势不正确等因素，肩关节周围就会发生无菌性炎症，从而引发肩臂疼痛。

摆脱疼痛，请不要拖延

面对疼痛，很多人有这样的观念，如果没有影响正常的工作、生活，就任由其发展，不去理会。特别是一些老年人，总觉得小病小痛是正常的生理老化现象，可是一拖延，很可能使症状加重，再治疗就不那么容易了。

面对疼痛，预防比治疗更重要

对于一些慢性疼痛，尤其是颈肩腰腿疼痛，预防比治疗更重要。平常就要养成良好的生活习惯，一旦发现有疼痛的迹象，马上寻找病因和治疗的方法，以免延误病情。也就是说，当你出现类似于颈椎病、腰椎间盘突出、坐骨神经痛、肩周炎的症状时，首先要认清疼痛的性质，并给予足够的重视，切不可延误治疗时机，以免加重病情。如果对疼痛不重视，没有及时治疗，很可能影响到日常的生活和工作质量，还可能会引起情绪上的波动。

越早治疗，越利于控制

医学上认为，每当局部组织出现炎症、损伤、水肿、变性等病理变化时，人体就会将这种刺激通过人的传入（感觉）神经，迅速地传导至大脑神经中枢，这时痛觉就产生了。所以，疼痛，尤其是慢性疼痛，实际上是机体出现各种疾病所发出的提示信号，对疼痛越早治疗，就越有利于对疾病的控制，越有利于机体的康复。例如，肩周炎的早期表现就是肩臂疼痛，这时候就应该认真治疗了。

有的人觉得肩膀疼没有大碍，过几天就好了，于是哪里痛就哪里不敢动，越痛越不动，最终的结果是整个肩膀都不能动了。为什么会这样呢？因为越是不动，就越会导致整个肩关节的完全性粘连，造成活动障碍、肩周肌肉萎缩。正确的做法是，当稍微有痛感的时候，就赶紧去找医生帮忙，回家后再做一些保健疗法，把疾病控制在最初的阶段。

同样，腰椎间盘突出症在初发阶段时，大多表现也是单纯性的腰腿痛或坐骨神经痛，实际上这是感觉神经受压迫导致的。这时候，如果治疗不及时，病症就可能逐渐演变为小腿及足背麻木、下肢肌肉萎缩、膝或跟腱反射减弱甚至消失等，最后造成感觉、运动神经的双重损伤。特别要指出的是，这种神经损伤的时间越长，恢复的效果越差，甚至有些神经损伤是不可逆的。疼痛要尽早治疗，以免延误病情，致使病情加重。

不同年龄段，保养重点不同

颈肩腰腿痛在不同的年龄段都有可能发生，保养的方法和重点有所不同。只要我们在日常生活中多注意，就可以避免很多问题的发生。

青少年

青少年时期是人体生长发育最快的时期，可塑性较大，最易受到外界因素的干扰。脊柱畸形和寰枢椎①椎间关节错位是这一时期容易出现的脊柱问题。青少年平时要注意保持正确的姿势，包括坐、卧、立、行等基本姿势的习惯养成。特别是在10岁之前，一旦发现有脊柱侧弯的情况，如出现长短腿、阴阳脚、高低肩、旋盆翘臀等，一定要及时治疗，以免延误病情。

中年人

中年时期一般是人生压力最大的时期，生活和工作的压力往往交织在一起。这时也是脊柱最容易出现寰枢椎椎间关节错位和胸椎、腰椎病变的时期。每日忙于工作的人，不妨在工作之余抽出时间活动一下，促进血液循环，缓解肌肉紧张。

预防疼痛的方法

运动和按摩是预防疼痛较好的方法。一般情况下，适当的运动就可以达到缓解大脑疲劳、放松身体的目的，比如传统的太极拳、八段锦、易筋经等。这些运动不仅有肢体的运动、呼吸的运动，还讲究心随意转、摒除杂念，既能养生又能养心，可谓一举两得。按摩是一种传统的物理疗法，通过按摩手法作用于人体体表特定的部位与关节，有舒筋活络、消炎镇痛的作用。

老年人

人到了老年，椎间盘退化，变矮就会越来越明显，椎间隙变窄、椎间关节错位、椎间孔变小，从而引发一系列颈椎、胸椎、腰椎病变。如果是青壮年时期落下的脊柱病，到了老年就会越发严重，影响生活质量。老年人进行脊柱保健要讲究适度、适当、适宜、适量。平时多进行强度较小的有氧运动，如散步、打太极拳等。

注①：寰枢椎指第1颈椎（寰椎）和第2颈椎（枢椎）。

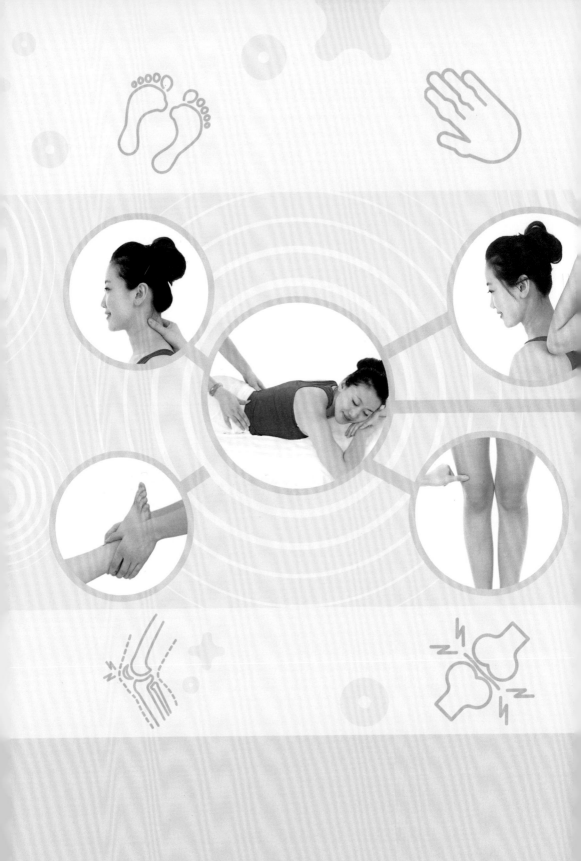

第三章
摆脱颈部疼痛

白天对着电脑，晚上看电视、打游戏，出门坐车，几乎一整天都处于不良姿势中，于是各种颈部的疾病就产生了。颈部疼痛、肌肉僵硬，时常伴有头痛、头晕、双臂麻木等症状的人越来越多，而且还有年轻化的趋势。那么，应该如何防治这些疾病呢？我们平常又要注意哪些生活细节呢？一起来看看吧。

认识颈椎结构

从 X 线片上看，颈椎的形状像个细细的苹果把儿，头颅则像一个大大的苹果。这样的构造，决定了颈椎所要承担的重量比脊柱的其他部位都要多。但是，就是这样一个细细的颈椎，却对人体健康起着决定性的作用。首先我们先来认识下颈椎的结构。

颈椎的结构

颈椎骨共有 7 块，除了第 1 颈椎和第 2 颈椎外，其他颈椎之间都夹有一个椎间盘，再加上第 7 颈椎和第 1 胸椎之间的椎间盘，共有 6 个椎间盘。除了第 1 颈椎、第 2 颈椎结构比较特殊外，其他几节椎骨的结构和下面的胸椎、腰椎基本相似，都是由椎体、椎弓等基本结构组成。其中，椎体向前，椎弓在后，两者相连，共同组成椎孔，多个椎孔连在一起，就形成了椎管，里面容纳着脊髓。

脊髓连接人体各处的神经，就好比是一个重要的交通枢纽，不仅肩负着将大脑发出的指令传递到全身各处的任务，而且还要将身体所发出的各种信息传送回大脑。而在颈椎这个部位，由于离大脑的距离最近，所以一旦发生椎间关节错位，脊神经受压迫，轻者会出现头晕、头痛等症状，重者则可能会造成致命性的伤害。

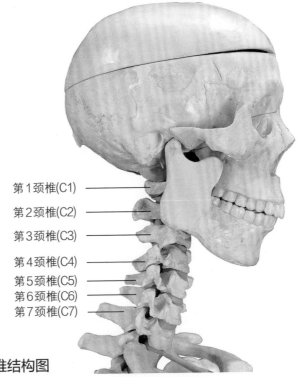

第1颈椎(C1)
第2颈椎(C2)
第3颈椎(C3)
第4颈椎(C4)
第5颈椎(C5)
第6颈椎(C6)
第7颈椎(C7)

人体颈椎结构图

寰椎、枢椎是大脑的关卡

第1颈椎（寰椎）和第2颈椎（枢椎）在颈椎结构中有着特殊而重要的地位。它们是大脑传递信息的关卡，扮演着促使脑部与身体各部位良性互动的重要角色，并掌管着自主神经系统。又因为寰椎、枢椎之间没有椎间盘，所以平时最容易受伤害。

寰椎支撑头部

第1颈椎又名寰椎，呈环状，大且平，没有椎体，也没有棘突，是由前弓、后弓和两个侧块构成的，可以支撑头部。寰椎侧块的上关节面与枕髁形成寰枕关节。此外，前弓的正中后部有一小关节面叫齿突凹。寰椎两侧的上关节凹与相应的枕骨髁构成了枕寰关节。

枢椎让头部转动

第2颈椎又名枢椎。枢椎的特点是椎体有一个向上的齿突，齿突在生物进化中原是寰椎椎体的一部分，后来脱离寰椎而同枢椎椎体融合。齿突与寰椎前弓后面形成关节。椎体上方在齿突两侧各有一向上关节面与寰椎连接。棘突宽大且分叉，横突较小且朝下。第2颈神经从关节后方通过。

可以说，寰椎、枢椎位于人类脊柱的顶端，如果我们把脊柱比喻成一座塔，那么寰椎、枢椎就是这个塔尖；如果将颈椎比喻成大脑总部的传令兵，其中寰椎、枢椎便是传递信息的重要关卡。一旦这两处出了问题，就有如骨牌效应一样，波及其下的各节脊柱，正所谓"牵一发而动全身"。因此，保护寰椎和枢椎对于身体健康具有非常重要的意义。

颈椎与胸椎的分界

第7颈椎除了伸向后方的棘突很长外，其余的结构和普通颈椎一样。由于其棘突很长，末端不分叉而呈结节状，隆突于皮下，而被称为隆椎。它随着颈部的转动而转动，是临床上作为辨认椎骨序数的标志。我们在低头时看到和摸到颈部最高突起的部位，就是第7颈椎，这是第7颈椎的生理特点。

 合适的枕头护颈椎

如果排除患病因素，当出现脖子酸痛、头痛、头晕、耳鸣及失眠等情况，或者睡觉睡到一半，觉得手脚麻木，很可能就是枕头太高；如果在睡觉之前没喝水，但第二天早上醒来后却发现面部浮肿，可能就是枕头太低了，所以要选择合适的枕头，才能更好地保护颈椎。

导致颈椎病的常见原因

颈椎病是生活中常见的一种疾病，颈椎的使用频率非常高，承受的负担也很大，加上不良的生活习惯，很容易给颈椎的健康带来威胁，导致颈椎病的发生。导致颈椎病的因素有很多，颈椎病是由内因、外因等多种因素相互结合发生的一种病症，那么具体是哪些因素导致了颈椎病的发生呢？

躺着看电视

许多人白天劳累了一天，晚上回到家总想舒舒服服地躺在床上或沙发上看电视或书，当我们躺着看电视的时候，脖子会向前伸，如果被电视中的故事情节所吸引，头部就会不知不觉长时间保持同一个姿势。这样会使颈椎后侧的韧带，以及相关联的肌群处于过度紧张的状态。此时，处于上方的椎骨下关节突与下方椎骨上关节突错位了，会造成关节囊绷紧，接着使椎间盘受到挤压，髓核向后移动，纤维环受到牵拉。长期如此，必然导致颈椎软组织受伤，进而加快椎骨、椎间盘及周围软组织的退化进程，最终会因椎动脉、脊神经根、交感、副交感神经受压迫而引起大脑供血不足，出现肢体麻木、恶心呕吐、头晕、头痛等症状，严重的还会导致瘫痪。

驾车姿势不当

现在有车的人越来越多，但与此同时，因驾车姿势不正确，颈椎倍受其害。有的新手开车时难免精神高度紧张，颈部会长时间保持一个姿势，这样就很容易导致颈部肌肉痉挛，使椎间关节无法保持在正常的位置，从而引发颈椎错位，压迫脊神经，出现头晕、头痛、肩痛等颈椎病症状。而对于驾车"老手"来说，如果驾车姿势不对，同样也无法避免这个问题。因为这些人开车时眼睛盯着前方，身体会不由自主地处于向前倾的姿势。从生理学角度来说，这个姿势会使颈椎负荷加重，时间长了就容易导致颈椎病。

长期趴睡

趴在桌子上睡觉对脊柱的伤害是非常大的，这时的颈椎是侧向扭转的。身体下伏，腰椎向后弯，与腰椎向前凸的正常生理弧度也都是相反的。由于韧带、肌肉的过度牵拉，短时间内也会产生酸痛、劳累的感觉。长此以往，韧带和肌肉的劳损、松弛会逐渐打破脊柱的平衡，很容易导致椎间盘的退变，继而出现颈、腰、背部疼痛。趴在桌上睡醒之后明显的感受便是脖子僵硬，手臂麻木无力，当症状加重影响到日常工作时，就要警惕颈椎病了。趴在桌上睡觉更严重的情况是直接造成神经压迫，严重者可致手瘫。

选择枕头不当

有些人平时刻意睡过高的枕头，美名"高枕无忧"，其实这种做法是不对的。如果枕头过高，仰卧时，不利于维持颈椎向上的生理弯曲，而使颈椎形成向反方向弯曲的趋势，不符合生物力学结构，易造成颈部肌肉僵硬，长期下去，会因脊髓、脊神经及椎动脉受压而出现一系列的颈椎病症状。同样的道理，长期睡低枕，也会改变颈椎正常的生理弯曲，使颈椎处于过度后伸状态，生理弯曲超过正常而过度前凸，久而久之，在一定的诱因下，就有可能出现椎体前移错位，加重颈椎病。

坐车打盹

坐车的时候打盹也不利于颈椎健康。因为车子突然加速或减速，最容易使颈椎出现甩鞭式的动作，对颈椎造成很大的伤害。如果坐车过程中感觉自己的颈椎受到伤害，一定不要随便处理，最好去医院检查一下。

由颈椎病
引起的困扰

颈椎在我们人体内所处的位置极其重要，它是大脑和躯干、四肢保持联系的重要通道，再加上颈椎活动频繁，且活动范围比较大，因此受损伤的机会比其他部位要多一些。一旦颈椎不幸受伤，会给我们的日常生活带来很多困扰。

颈椎不好，动不动就头痛、头晕、恶心

有一些患者平常动不动就头痛、头晕、恶心，以为自己是高血压、贫血等，可是做了许多检查和治疗都没有解决问题，最后做了颈椎X线、核磁共振及经颅多勒普超声检查后，才确诊为椎动脉型颈椎病引起的大脑基底动脉供血不足。当颈椎发生病变的时候，颈椎曲线发生改变，椎体旋转、侧摆、不稳定时，椎动脉就会随之受压、扭曲、狭窄，进而造成椎动脉和头部的供血不足。营养物质供应不上，人自然就会出现头痛、眩晕、恶心等症状。

眼睛干涩胀痛，病因在颈椎上

生活中，不少人有切身体会，脖子难受的时候眼睛也会非常不舒服，这并不是偶然。为什么颈椎问题会影响眼睛呢？这是由于颈部交感神经受到压迫，对眼睛的调节功能下降。当C1~C2、C7~T1[①]椎体错位时，关节突偏移，椎骨四周韧带和横突前方斜角肌紧张，直接压迫颈上交感神经和星状神经节，就会造成不同程度的视力下降、复视等问题。

若是寰椎、枢椎错位压迫第3颈椎椎动脉，会造成脑干、脑基底动脉供血不足，血液通行不畅，从而损伤视觉中枢，就会出现眼干、眼胀、近视、青光眼等。椎动脉穿行于各个颈椎横突孔内，两侧椎动脉进入颅腔后又在脑桥尾侧汇成基底动脉。椎动脉及其分支供血以营养上段脊髓、延髓和小脑。基底动脉及其分支供血以营养小脑、脑干、内耳、脑桥、枕叶部分。椎基底动脉及其分支缺血会影响脑干内与视觉有关的脑神经和枕叶视觉中枢，引起复视、闪光、视野缺失等，甚至会引发一过性失明。因此，当我们视力下降却找不到原因时，不妨去检查一下是不是颈椎出了问题。

注①："C"是颈椎英文Cervical vertebra的简写，C1指第一颈椎，C2、C7同理；"T"是胸椎英文Thoracic vertebra的简写，T1指第一胸椎。

经常呃逆，可能与颈椎有关

经常有人认为，呃逆是消化不好，是胃的问题。真的是这样吗？生活中，经常呃逆并不全是胃不好，可能是颈椎出了问题。为什么颈椎问题会引起呃逆呢？人的颈椎共7块，第4块颈椎控制的是膈神经。一旦第4块颈椎椎间关节错位就会压迫或刺激到膈神经，会导致不由自主地呃逆。

三叉神经痛，先找医生看颈椎

三叉神经痛是常见的面部疼痛综合征，其疼痛机制还不清楚。有一部分患者，如果同时有颈椎病症状，可能与颈椎错位引起神经反射或供血不足有关。如果三叉神经痛有以下的症状，病因有可能就出在颈椎上。三叉神经痛多为单侧发作，最初表现为突发、针刺样面部疼痛，常常没有任何征兆。疼痛发作频繁时，一天可达数百次；间歇期从数分钟到数年不等，其间没有任何症状。三叉神经痛所致面部疼痛可涉及眼、前额、鼻、上颌、下颌、牙齿、牙龈、唇、颊部、下睑及鼻侧等。疼痛发生几乎总在同一部位，并没有扩散趋势。

手麻是颈椎病的重要信号

人的整个手臂的神经纤维都来自颈椎的臂丛神经，一旦颈神经根受到压迫刺激，手臂、手指就会出现疼痛、麻木的症状，医学上把这种疼痛称为根型疼痛。手指麻木、手臂疼痛，往往是由颈椎导致的。这就像日常生活中电灯不亮，并不一定是灯管坏了，也有可能是电线线路出了问题。

手指麻木、手臂疼痛等问题看似出在手臂上，实际上的根源在于颈椎。尤其是手臂出现顽固性、持续不愈的疼痛与麻木，甚至出现感觉减退、肌肉萎缩时，颈神经根处大多存在较为严重的卡压、刺激情况。因此，千万不能只是"头痛医头、脚痛医脚"，只盯着局部的手臂疼痛与麻木，而忽略了疾病的真正元凶——颈椎病。

颈椎部
多发病变

颈椎病的症状表现是多种多样的，椎间盘突出及骨刺的部位和节段不同，造成受压组织种类、轻重不一，因而症状差异比较大。早期仅仅是颈神经受到刺激，引起颈部不适、颈痛及活动受限等。随着疾病发展，开始出现脊髓、神经根受压迫症状，根据不同的表现特征，可以分为以下几类。

落枕

落枕是中医学的病名，又名失枕，在现代医学中多称之为颈部肌肉扭伤。在临床上常表现为：清晨起床后，有颈部疼痛、活动受限、无法转动等不适，多为晚上睡觉时头颈部姿势错误，导致颈肩部肌肉拉伤所致。

颈部软组织劳损

所谓颈部软组织劳损，通常是指颈部的肌肉、筋膜、韧带、关节囊等出现的慢性损伤。在临床上多为颈部的一些软组织急性损伤后，没有得到及时处理和恢复所致，或者是因长期工作体位姿势不良引起的颈部肌肉慢性损伤。该病主要表现为：单纯性的颈部肌肉酸痛、颈部活动不利等不适，但稍稍休息后症状即可缓解，此时尚无明显的骨与关节损伤。

颈型颈椎病

该类型患者，在临床上以头颈肩部疼痛、僵硬、沉重、无力，颈部关节活动不利等异常感觉为主，在颈肩部位可找到其相应的压痛点。颈型颈椎病是颈椎病中较为常见的一种类型。

神经根型颈椎病

该类型的患者，在临床上除了有颈肩部酸痛、颈部关节不利等症状外，还常会出现整个上肢直至手指的麻木、感觉减退、握力减弱、肌肉萎缩等神经压迫现象。病情严重时，患者可因整夜的疼痛而难以入睡。

椎动脉型颈椎病

在临床上，该类型患者的主要表现为头痛、眩晕、恶心、呕吐、记忆力下降、颈部活动受限等。而且其发作或症状加重，大多与颈部转动有关。

交感神经型颈椎病

该类型患者，在临床上常会有头痛、头晕、眼花、耳鸣、手麻、胸痛、心悸、口干、失眠多梦、多汗潮红、情绪烦躁、血压不稳等一系列交感神经紊乱的症状。

脊髓型颈椎病

脊髓型颈椎病常由椎间盘突出，使脊髓受压迫引起，一旦患病，症状往往较重。在临床上，脊髓型颈椎病又可分为中央型、锥体束型、横贯型三种类型。

中央型

又称"上肢型"，该类型患者时常感觉上肢麻木、乏力，手指伸屈活动不能自如，有的患者还可能会出现手部骨间肌及鱼际肌萎缩。

锥体束型

此类型的患者主要表现为缓慢的进行性双下肢麻木、发冷、疼痛和乏力，走路有点飘飘然，就像踩在棉花上，步态不稳，易摔跤。

横贯型

此类型患者主要表现为胸部以下感觉麻木，严重者甚至可出现大小便功能障碍。

颈椎病都能按摩吗

许多人一遇到颈部疼痛，立刻想到的就是去做个按摩。按摩作为中医治疗的传统方法之一，确实具有很好的效果。比如，缓解颈部肌肉、韧带的痉挛和紧张，改善局部组织的血液循环，恢复颈椎骨与关节的正常结构，抑制疼痛等，而且对一些颈部疾病也能起到良好的防治效果。

但是颈椎疾病种类繁多、病情复杂，有些疾病并不适合或者根本不能按摩。尤其是如果没有选择专业资深的个人或机构，就随意进行按摩，有可能加重颈椎的损伤。

例如，如果患有神经根型颈椎病，平时可以按摩，但是在其急性发作期，就不要对颈部进行直接按摩了。因为这很有可能会加重神经根部位的炎症与水肿，造成病情的恶化。

还有一种情况，脊髓型颈椎病患者的颈部，绝对不能按摩。因为按摩不仅达不到应有的治疗效果，还有可能令脊髓受到剧烈的撞击，严重时还可能造成患者高位截瘫。这时候不要说按摩了，患者自身的一个轻微的动作，都有可能引发非常严重的后果。

按摩要选好机构

选择按摩机构的时候，最好到专业的医疗机构先去检查。一般正规的医疗机构才配有专业的医生，在确定如何按摩前，会先为患者进行检查分析。

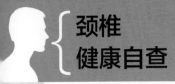

颈椎
健康自查

在脊柱各段中，如果要评判谁是最勤劳、最辛苦的，那无疑要数颈椎了。这主要是因为颈椎是脊柱中最灵活、活动频率最高的椎体，很容易错位。如果错位刺激了相关的神经，就会出现颈椎不适的症状。定期给自己的颈椎做个体检非常有必要，这样才能早预防、早发现、早治疗。

中医刁氏脊柱病诊断法

诊断颈椎病可以通过"中医刁氏脊柱病症状归椎自我诊断图"来看。图中每段颈椎关节出现病变后，都会出现一系列的症状。如果出现了图中所说的症状，就应该先怀疑是不是颈椎出了问题，然后尽快去医院做进一步诊断。

C1~C2

眩晕、耳鸣、耳聋、头痛、头后部麻木、近视、视物模糊、癫痫、脑震荡后遗症。

C3~C4

头昏、偏头痛、三叉神经痛、面痛、牙痛、吞咽不适。

C5~C6

心动过缓，肩臂痛，肩胛内外缘痛，上肢桡侧及拇指、食指麻胀，腱鞘肿痛。

C7~T1

咳喘、胸闷、气短、多汗，上肢尺侧及第4、5指痛麻胀，手部皮肤青紫厥冷（雷诺综合征）。

C0~C1

眩晕、耳鸣、梅尼埃综合征、高血压、头痛、头后部麻木、近视、视物模糊、失眠、嗜睡、癫痫、脑震荡后遗症。

C2~C3

头昏、偏头痛、三叉神经痛、面瘫、心动过速、心房颤动。

C4~C5

咽喉痛、声音嘶哑、呃逆、落枕、全手麻木。

C6~C7

血压波动，哮喘，肩臂痛，肩胛内外缘痛，网球肘，上肢尺侧及第3、4、5指痛麻胀。

中医刁氏脊柱病症状归椎
自我诊断图

颈椎病简单判断方法

一般来说，颈椎病主要表现为头、颈、五官、肩、背、手臂酸痛，脖子僵硬。按照这种提示，我们就可以初步判断自己的颈椎是否有问题。

 检查颈部压痛点

可以先把头部缓慢向各个方位旋转，看颈部是否出现疼痛。如果有疼痛，就要怀疑是否有颈椎病的可能。另外微微低头，从第7颈椎开始往上，用手轻轻按压颈椎及左右两侧。如果出现压痛感，或者摸到条索状、沙粒状的硬块，可能就是颈椎出现问题的部位。

 测颈部活动范围

让颈部做前屈、后伸、旋转和侧屈的活动，用量角器来量化这些具体的活动范围，然后根据正常的活动范围来判断颈部是不是有活动受限。一般神经根型颈椎病、颈型颈椎病的颈椎屈伸和旋转活动会出现受限情况。

做前屈旋颈试验

先让头颈做出低头的姿势，然后分别向左、向右旋转活动。如果颈椎出现疼痛，那么就表示颈椎小关节可能有退行性病变。

及时治疗颈椎病

从理论上讲，人体以脊柱为垂直轴分为左右两部分，应当是对称的。当患有颈椎病时，由于颈椎的内外平衡失调造成错位，使头部、面部、大脑的神经及血管受到刺激或压迫，面部就逐渐失去这种对称性。

要注意的是，此时恰恰大多数人没有典型的颈背痛、头痛、头晕、手麻等症状，因为人体有非常强大的代偿功能，就好像家里的房梁不会一下子就因为几只蚂蚁的咬蚀而被毁坏一样。如果你已经出现以上的现象就需要开始注意颈椎的"保养"和"维修"了。

 脖子响常见原因

转脖子时有声响，可能是周围的软组织滑过椎体骨骼部位的时候所发出的声音；也可能因颈部肌肉过度劳损、颈部韧带钙化等发出声音，必要时需到医院诊断。

落枕的按摩疗法

落枕或称"失枕"，是一种常见病。落枕的常见发病经过是入睡前并无任何症状，晨起后却感到项背部明显酸痛，颈部活动受限。这说明病起于睡眠之后，与睡眠姿势有密切关系。中医治疗落枕的方法很多，按摩便是其中一种。

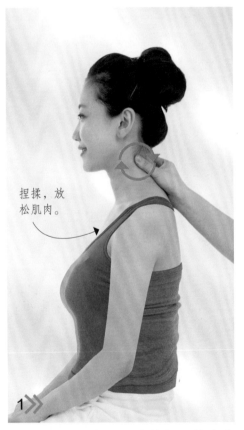

捏揉，放松肌肉。

1

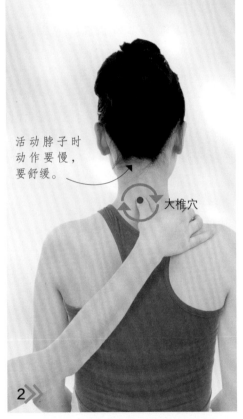

活动脖子时动作要慢，要舒缓。

大椎穴

2

患者取坐位，肌肉放松。按摩者站在患者身后，用捏揉的手法放松其两侧的颈肩部肌肉，力量可由小到大，时间持续 3~5 分钟。

重点按、揉、捏患者颈部的压痛点和大椎穴各 30~50 次；并在按摩的同时，让患者进行颈部的前屈后伸、左右侧屈、旋转等运动。

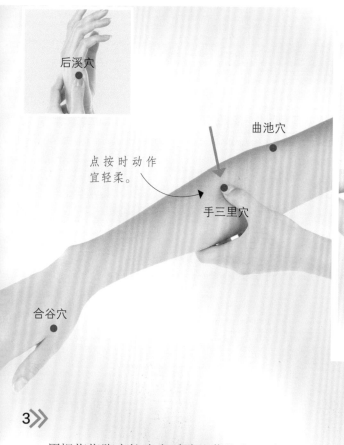

后溪穴

曲池穴

点按时动作
宜轻柔。

手三里穴

合谷穴

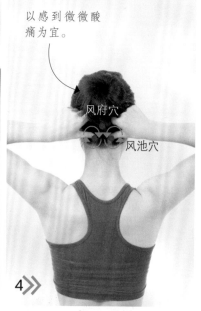

以感到微微酸
痛为宜。

风府穴

风池穴

4 ▶▶

用拇指指腹按
揉颈部的压痛点，
以及风府穴、风池
穴各 30~50 次，并
配合颈部做前、后、
左、右的适度运动。

3 ▶▶

用拇指指腹点按患者手臂的曲池穴、手三里穴、
合谷穴 30~50 次，用拇指指端弹拨后溪穴 30~50 次。

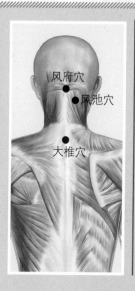

▨/// 颈部穴位

风池穴： 在颈后区，
枕骨之下，胸锁乳突
肌上端与斜方肌上
端之间的凹陷中。

风府穴： 在颈后区，
枕外隆凸直下，两侧
斜方肌之间的凹陷中。

大椎穴： 在脊柱区，
第 7 颈椎棘突下凹陷
中，后正中线上。

风府穴

风池穴

大椎穴

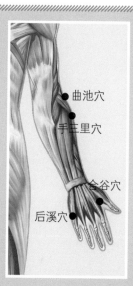

▨/// 手臂部穴位

曲池穴： 在肘区，尺
泽穴与肱骨外上髁
连线的中点处。

手三里穴： 在前臂，
肘横纹下 2 寸，阳溪
穴与曲池穴连线上。

合谷穴： 在手背，第
2 掌骨桡侧的中点处。

后溪穴： 在手内侧，
第 5 掌指关节尺侧近
端赤白肉际凹陷中。

曲池穴

手三里穴

合谷穴

后溪穴

颈部软组织劳损的按摩疗法

颈部软组织劳损，指超出一切正常生理学活动范畴最大限度或部分能够承受值的各种超限活动的损伤。长期低头工作的人，头常常处在屈式的姿态，使颈椎间盘正前方受力，髓核后退，刺激纤维环及后纵韧带，容易造成此病症。治疗此病需要立即改正欠佳的工作姿势，并可通过按摩进行缓解。

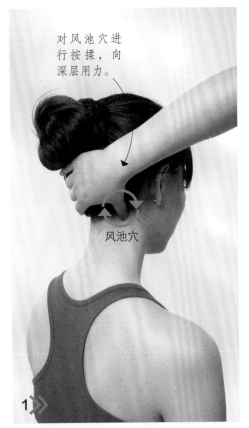

对风池穴进行按揉，向深层用力。

风池穴

1 ▸▸ 患者取坐位，按摩者用拇指和食指分别置于患者的两侧风池穴处，按揉 1~2 分钟，以局部有酸胀感为佳。

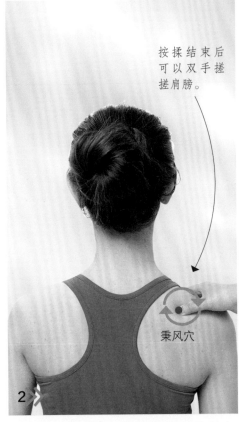

按揉结束后可以双手搓搓肩膀。

秉风穴

2 ▸▸ 患者取坐位，按摩者用拇指按揉秉风穴 1~2 分钟，以肩背有酸胀感为佳。

■///// 肩颈部穴位

风池穴： 在颈后区，枕骨之下，胸锁乳突肌上端与斜方肌上端之间的凹陷中。

肩井穴： 在肩胛区，第7颈椎棘突与肩峰最外侧点连线的中点。

秉风穴： 在肩胛区，肩胛冈中点上方冈上窝中。

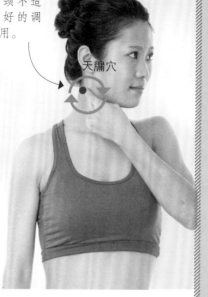

对肩颈不适有良好的调理作用。

天牖穴

3 >> 　用食指指腹按揉天牖穴1~2分钟，可两侧同时进行，用力适中，以局部有明显酸胀或酸痛感为佳。

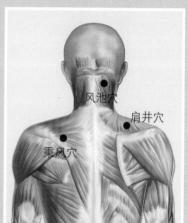

风池穴

肩井穴

秉风穴

■///// 颈侧穴位、手臂部穴位

天牖穴： 在颈部，横平下颌角，胸锁乳突肌的后缘凹陷中。

曲池穴： 在肘区，尺泽穴与肱骨外上髁连线的中点处。

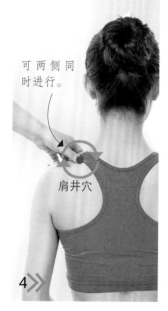

可两侧同时进行。

肩井穴

4 >> 　患者取坐位，按摩者站于身旁，用拇指指腹按揉肩井穴1~2分钟，以局部有酸胀感为佳。

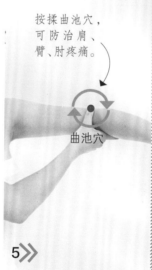

按揉曲池穴，可防治肩、臂、肘疼痛。

曲池穴

5 >> 　用拇指顺时针方向按揉曲池穴1~2分钟，然后再逆时针方向按揉1~2分钟，左右手交替。

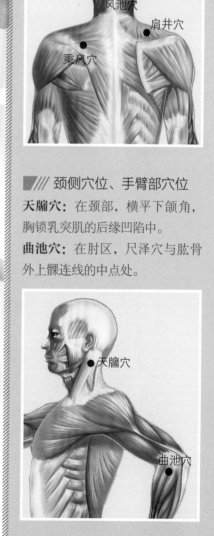

天牖穴

曲池穴

颈型颈椎病的按摩疗法

颈型颈椎病也称局部型颈椎病，具有头、肩、颈、臂的疼痛及相应的压痛点，X 线片上没有椎间隙狭窄等明显的退行性改变，但会有颈椎生理曲线的改变，会有椎体间不稳定及轻度骨质增生等变化。此型在临床上较为常见，是最早期的颈椎病。不少反复落枕的患者即属于此种类型。此型实际上是颈椎病的最初阶段，也是治疗最为有利的时机。

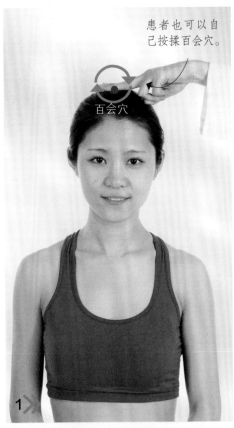

患者也可以自己按揉百会穴。

百会穴

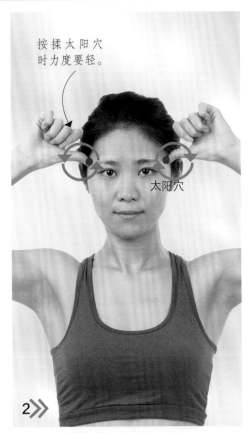

按揉太阳穴时力度要轻。

太阳穴

1

患者取坐位，按摩者用中指和食指并拢，由轻到重按揉患者头顶正中部位的百会穴 1~2 分钟。

2

自己用双手拇指的指腹，分别按揉两侧太阳穴 1~2 分钟。

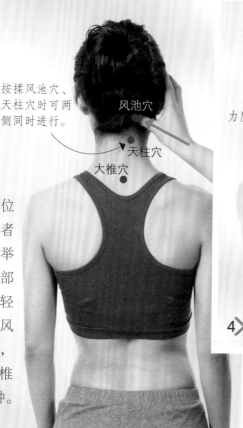

按揉风池穴、天柱穴时可两侧同时进行。

风池穴

天柱穴

大椎穴

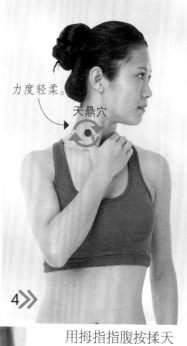

力度轻柔。

天鼎穴

3

患者取站位或坐位，按摩者将自己的手上举放置于患者头部的风池穴，轻轻按揉，并沿着风池穴向下揉捏，经天柱穴至大椎穴，共3~5分钟。

4

用拇指指腹按揉天鼎穴30~50次。

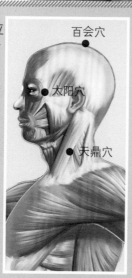

▌///头部、颈部穴位

百会穴：在头部，前发际正中直上5寸。

太阳穴：在头部，眉梢与目外眦之间，向后约1横指的凹陷中。

天鼎穴：在颈部，横平环状软骨，胸锁乳突肌后缘。

百会穴

太阳穴

天鼎穴

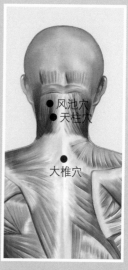

▌///颈部穴位

风池穴：在颈后区，枕骨之下，胸锁乳突肌上端与斜方肌上端之间的凹陷中。

大椎穴：在脊柱区，第7颈椎棘突下凹陷中，后正中线上。

天柱穴：在颈后区，横平第2颈椎棘突上际，斜方肌外缘凹陷中。

风池穴
天柱穴

大椎穴

神经根型颈椎病的按摩疗法

神经根型颈椎病是由于髓核的突出，后方小关节的骨质增生或创伤性关节炎，钩椎关节的骨刺形成，以及相邻的三个关节（椎体间关节、钩椎关节及后方小关节）的松动与移位等对脊神经根造成刺激与压迫而导致的。神经根型颈椎病若是在缓解期间，随时都可以采用按摩疗法，但急性发作期内最好还是不要按摩，以免加重病情。

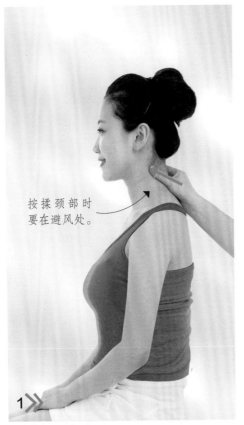

按揉颈部时
要在避风处。

1》 患者取坐位或俯卧位，放松肌肉。按摩者沿着颈椎的两侧，用手指的指腹反复揉捏患者颈椎两侧的肌肉 3~5 分钟，以解除肌肉的痉挛。

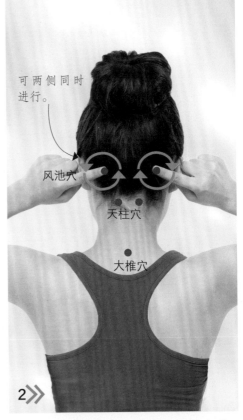

可两侧同时
进行。

风池穴

天柱穴

大椎穴

2》 用手指指腹按揉病变的压痛部位，并依次点揉风池穴、天柱穴、大椎穴各 1~2 分钟，以有酸痛感为佳。

3 ▶▶

沿上臂至前臂，点按曲池穴、手三里穴各30~50次。

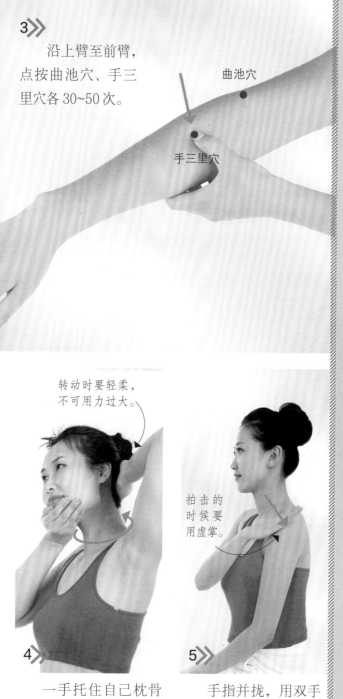

曲池穴

手三里穴

颈部穴位

风池穴： 在颈后区，枕骨之下，胸锁乳突肌上端与斜方肌上端之间的凹陷中。

天柱穴： 在颈后区，横平第2颈椎棘突上际，斜方肌外缘凹陷中。

大椎穴： 在脊柱区，第7颈椎棘突下凹陷中，后正中线上。

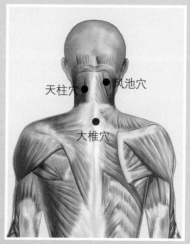

天柱穴　风池穴

大椎穴

手臂部穴位

曲池穴： 在肘区，尺泽穴与肱骨外上髁连线的中点处。

手三里穴： 在前臂，肘横纹下2寸，阳溪穴与曲池穴连线上。

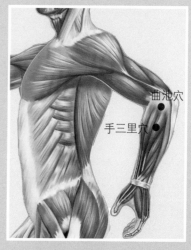

曲池穴

手三里穴

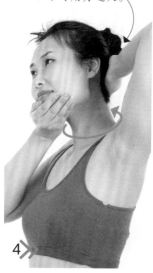

转动时要轻柔，不可用力过大。

4 ▶▶

一手托住自己枕骨部，一手托住自己下颌，同时头部轻柔地旋转运动30~50圈。

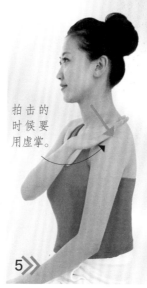

拍击的时候要用虚掌。

5 ▶▶

手指并拢，用双手手掌，交替轻轻拍击两侧颈、肩、手臂部位，同时缓缓转动颈部30~50次。

椎动脉型颈椎病的按摩疗法

椎动脉型颈椎病是由于椎动脉受刺激、压迫，造成椎基底动脉供血不足而导致的疾病。临床上的椎动脉型颈椎病多以头晕、目眩、耳鸣等大脑缺血症状为主，症状会随着年龄增加而加重。对于此病症，可以选择按摩的方法来缓解和治疗。

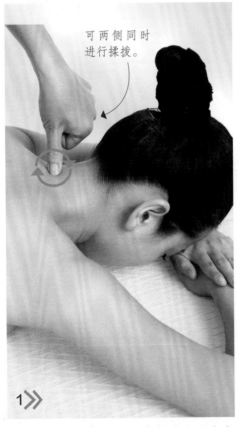

可两侧同时进行揉拨。

1 ⟩⟩

患者取俯卧位，按摩者站立于患者身旁，用拇指指腹揉拨其颈椎两侧、颈肩部的肌肉 1~2 分钟。随后，用指端点按患者颈椎正中处的棘突 30~50 次。

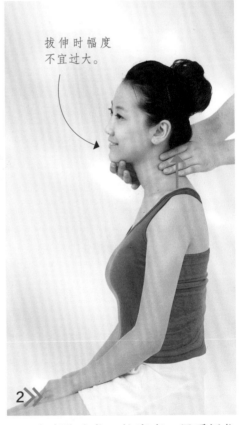

拔伸时幅度不宜过大。

2 ⟩⟩

患者取坐位，按摩者一只手托住其颈部，另一只手托住其下颌，将患者的颈部轻轻向上拔伸 30~50 次。

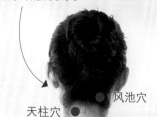

按揉太阳穴时
力度宜轻柔。

按摩后要注意保
暖，防止受凉。

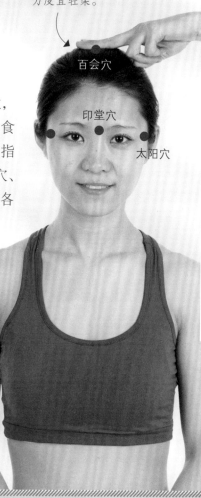

百会穴

印堂穴

太阳穴

3 ≫

患者坐位，按摩者用自己的食指、中指并拢，指腹依次点按百会穴、印堂穴、太阳穴各1~2分钟。

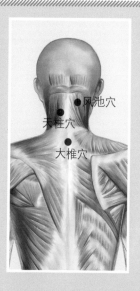

天柱穴　　风池穴

大椎穴

4 ≫

用拇指指腹依次按揉风池穴、天柱穴、大椎穴各1~2分钟。

■/// 头部穴位

百会穴： 在头部，前发际正中直上5寸。

印堂穴： 在头部，两眉毛内侧端中间的凹陷中。

太阳穴： 在头部，眉梢与目外眦之间，向后约1横指的凹陷中。

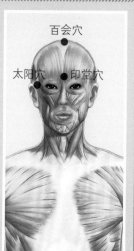

百会穴

太阳穴　印堂穴

■/// 颈部穴位

风池穴： 在颈后区，枕骨之下，胸锁乳突肌上端与斜方肌上端之间的凹陷中。

天柱穴： 在颈后区，横平第2颈椎棘突上际，斜方肌外缘凹陷中。

大椎穴： 在脊柱区，第7颈椎棘突下凹陷中，后正中线上。

风池穴

天柱穴

大椎穴

交感神经型颈椎病的按摩疗法

交感神经型颈椎病多发于中老年人，随着年龄的增长，机体抗病能力减弱，颈部劳损，外伤或局部感受风、寒、湿邪等，都可以加速颈椎骨关节退变，引起旋转移位，从而对颈椎前侧缘的交感神经节或者其周围的交感神经末梢造成刺激，导致交感神经功能紊乱。按摩疗法有加速局部水肿消退、松弛肌肉、改善局部血液循环的作用。

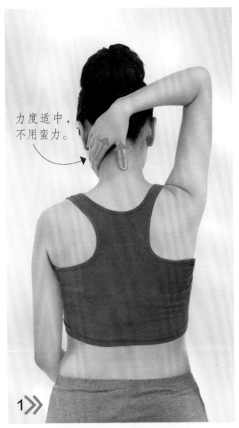

力度适中，不用蛮力。

1》 患者取坐位，肌肉放松。食指和拇指相对在颈项部位拿捏 1~2 分钟，以解除颈肌痉挛。

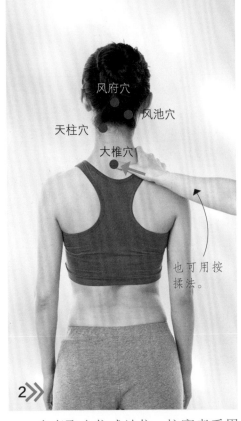

风府穴
风池穴
天柱穴
大椎穴

也可用按揉法。

2》 患者取坐位或站位，按摩者采用点按手法，在其头颈部风府穴、风池穴、天柱穴、大椎穴，施以轻柔、反复的刺激，每个穴位分别点按 30~50 次。

3 ▶▶

患者为俯卧位，按摩者站立其身后，用双手叠掌姿势，轻轻按压其颈椎 30~50 次，用力不宜过大。

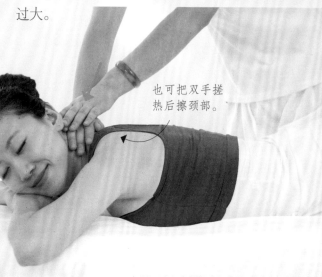

也可把双手搓热后擦颈部。

▌//// 颈部穴位

风府穴： 在颈后区，枕外隆凸直下，两侧斜方肌之间凹陷中。

风池穴： 在颈后区，枕骨之下，胸锁乳突肌上端与斜方肌上端之间的凹陷中。

天柱穴： 在颈后区，横平第 2 颈椎棘突上际，斜方肌外缘凹陷中。

大椎穴： 在脊柱区，第 7 颈椎棘突下凹陷中，后正中线上。

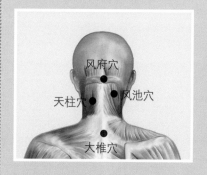

▌//// 手臂部穴位

内关穴： 在前臂前区，腕掌侧远端横纹上 2 寸，掌长肌腱与桡侧腕屈肌腱之间。

合谷穴： 在手背，第 2 掌骨桡侧的中点处。

曲池穴： 在肘区，尺泽穴与肱骨外上髁连线的中点处。

手三里穴： 在前臂，肘横纹下 2 寸，阳溪穴与曲池穴连线上。

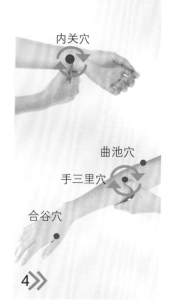

内关穴

曲池穴
手三里穴
合谷穴

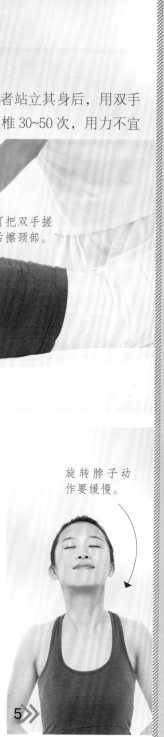

旋转脖子动作要缓慢。

4 ▶▶

用手指指腹交替按揉对侧肢体的曲池穴、手三里穴、内关穴、合谷穴各 1~2 分钟。

5 ▶▶

患者缓缓地向后仰伸头颈部，并左右旋转一圈，一仰一转为一次，操作 30~50 次。

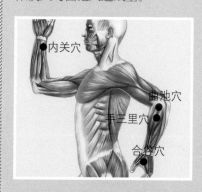

内关穴
曲池穴
手三里穴
合谷穴

任大夫小贴士

■/// 菊花枕

■/// 桃叶枕

▨/// 决明子枕

■/// 吴茱萸枕

根据自身情况

选择使用

用药枕缓解颈部酸痛

药枕疗法可通过机械刺激及药物的功效，使颈部的皮肤感受器、血管和神经处于活跃、兴奋或抑制状态，调节血管及神经的功能，松弛血管和肌肉，改善全身微循环，促进气血流通。

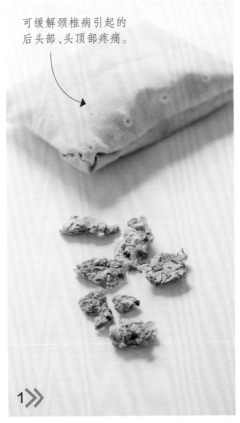

可缓解颈椎病引起的后头部、头顶部疼痛。

1 》

菊花枕：干菊花 1500 克。将干菊花直接装入枕头。仰卧时，枕头应稍稍偏于后枕部。侧卧时，以病变侧接近枕头，疗效更佳。

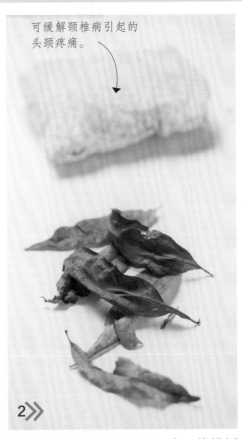

可缓解颈椎病引起的头颈疼痛。

2 》

桃叶枕：桃树叶 1500 克。将桃树叶晒干，搓成粗末，或将桃树叶用水冲洗干净、烘干后直接装入枕头。患者仰卧或侧卧位，垫枕。

可缓解颈椎病引起的
头部胀痛。

可缓解头颈疼痛。

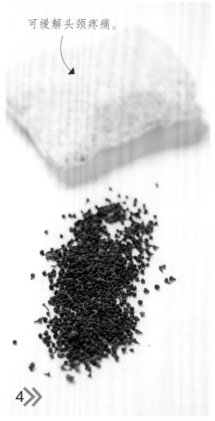

4>>

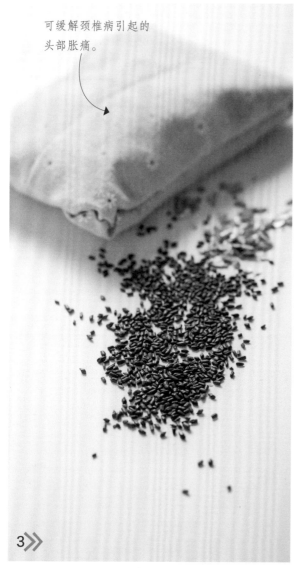

3>>

决明子枕：草决明、石决明各 1000 克。将
草决明和石决明晒干，装入枕头。患者仰卧垫
枕即可。治疗时，枕头的位置应稍稍偏于后枕部。

吴茱萸枕：吴茱萸 2000 克。
将吴茱萸晒干，装入枕头。患者仰
卧，将药枕垫于颈项部位即可。这
种姿势能使风池穴、风府穴和大椎
穴等颈后部穴位更接近药物，充分
发挥药效。

■//// 注意事项

1. 枕头不宜过高。
2. 睡觉时，颈部不能悬空。
3. 枕头弹性不能太大。
4. 时常清洗枕罩。
5. 时常活动颈部。

米字操

练一练，活动颈椎

防止颈椎病的发生，除了要纠正不良姿势，注意防寒、防潮外，还应积极加强锻炼，可选择一些适合自己的颈椎保健操进行颈椎保健。

1. 自然站立，双脚外缘与肩同宽，双手自然下垂。吸气，头部向左转，感到颈部右侧韧带有拉伸感；保持动作，自然呼吸 3 次；吸气，头部回到正中，呼吸放松一下。

站立时双脚外缘与肩同宽。

头向右肩歪斜，左手向左侧平推出。

一天中的**任何时间**都可以做。

6. 呼气，头向右肩歪斜，同时左手向左侧平推出，指尖向上，感到颈部左侧韧带连同手臂肌肉有强烈拉伸感；保持动作，自然呼吸 2 次；吸气，头部和手臂回到原位，呼吸放松一下。

头向左肩歪斜，右手向右侧平推出。

5. 呼气，头向左肩歪斜，同时右手向右侧平推出，指尖向上，感到颈部右侧韧带连同手臂肌肉有强烈拉伸感；保持动作，自然呼吸 2 次；吸气，头部和手臂回到原位，呼吸放松一下。

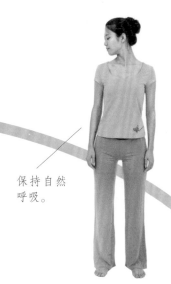

2. 吸气，头部向右转，眼睛余光看向右肩头，感到颈部左侧韧带有拉伸感；保持动作，自然呼吸3次；吸气，头部回到正中，呼吸放松一下。

保持自然呼吸。

每天可做
1~2次。

低头使下巴贴近锁骨。

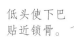

3. 呼气，向前低头，下巴贴近锁骨，感觉颈椎后侧有拉伸感；保持动作，自然呼吸2次；吸气，头部回到正中，呼吸放松一下。

仰头头晕者，可将仰头后的自然呼吸降至1次。

4. 吸气，有控制地向后仰头，感觉颈椎有挤压感；保持动作，自然呼吸2次；吸气,头部慢慢回到正中，呼吸放松一下。

任大夫小提示
做以上练习时，动作要缓慢、均匀、持续，切忌骤起骤停，以颈项部肌肉有牵张、拉紧感为好。

五步护颈操

工作间隙，锻炼颈部

练习五步护颈操前先做一下准备动作：自然站立，两脚分开，与肩同宽，两臂自然下垂，两眼向前平视，全身放松，均匀呼吸。

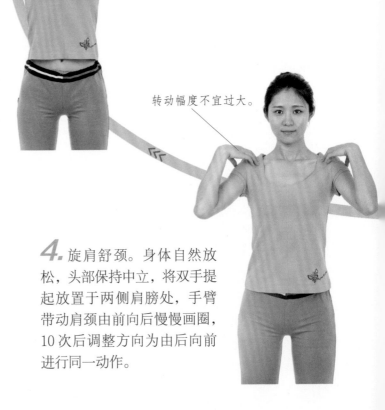

1. 双掌擦颈。首先保持肩膀放松，头部中立；然后缓缓抬起双手，按照拇指朝下的方向放置于颈部后侧；接着慢慢搓擦脖颈。

以擦至微微发红为宜。

双臂尽可能地向上抬。

做以上练习时，**动作要缓慢**，用力均匀、持续。

5. 双手托天。首先，双手在身前重叠，慢慢抬起双臂到头顶，接着伸直双臂的同时将双手转换为手掌朝上的方向，然后抬头看向手背，尽可能将双臂伸得更高更直。

转动幅度不宜过大。

4. 旋肩舒颈。身体自然放松，头部保持中立，将双手提起放置于两侧肩膀处，手臂带动肩颈由前向后慢慢画圈，10次后调整方向为由后向前进行同一动作。

2. 左顾右盼。沉肩，双手自然下垂，头部稍稍用力歪向右侧肩膀处。注意脖子不要前倾或者后仰。向右拉伸5秒后再向左拉伸5秒，如此循环5~8次。

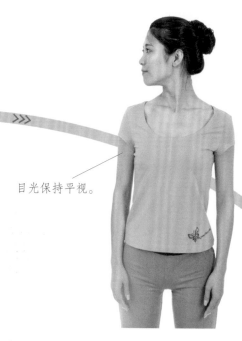

目光保持平视。

做整套动作每次至少要达到**15分钟**。

摇晃的幅度不宜太大。

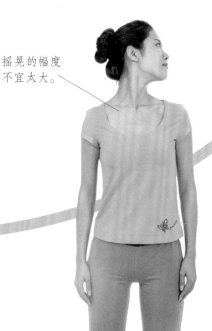

3. 摇头晃脑。身体呈自然站立姿势，头部按照先顺时针后逆时针的方向，以脖颈为圆心画圈，每画3圈换一次方向。

任大夫小提示
运动前一定要做好热身，运动时尽量轻柔缓慢，运动后要及时进行拉伸。

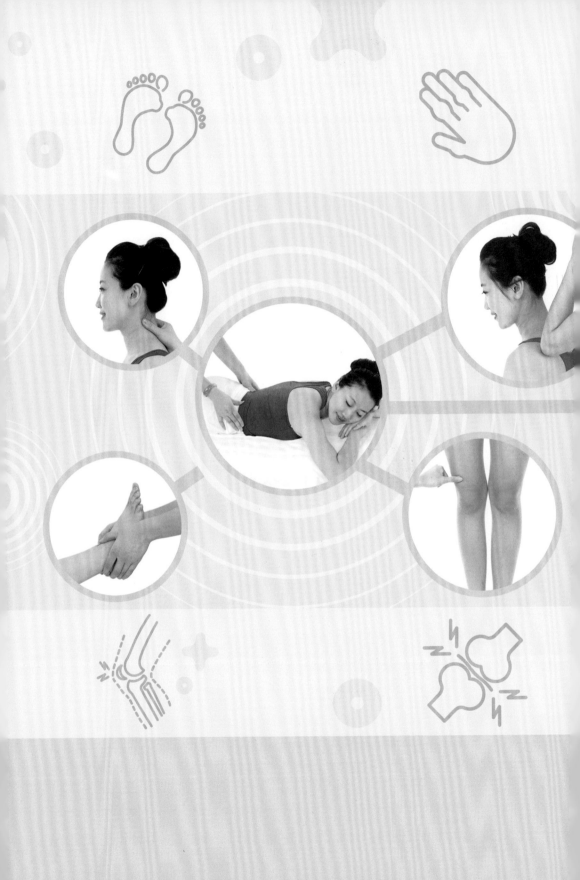

第四章
摆脱肩部疼痛

我们的肩关节在身体的两侧，下雨的时候容易淋到雨，睡觉的时候会不小心露在被子外面，到了夏天，肩膀更是难逃风扇和空调的"侵袭"……于是，我们肩膀不适的症状越来越严重。一开始，还只是肩膀有点疼，后来疼得不敢动，久而久之，"酿"成了肩周炎。要想远离肩部的疼痛，就得做好肩部的保健工作，适当按摩有助于缓解肩部不适。

认识肩部结构

肩部是身体中最灵活的部位，但是稳定性欠佳。为了保持肩部关节的稳定性，周围的肌肉和韧带都支撑着它。

肩部的结构

肩关节是全身最灵活的球窝关节，可作屈、伸、收、展、旋转及环转运动。肩关节周围有大量肌肉，这些肌肉对维护肩关节的稳固性有重要意义，但关节的前下方肌肉较少，关节囊又最松弛，所以是关节稳固性最差的薄弱点。肩关节由肱骨头与肩胛骨的关节盂构成，是典型的球窝关节。关节盂小而浅，边缘附有盂唇；关节囊薄而松弛，囊内有肱二头肌长头腱通过；关节囊外有喙肱韧带、喙肩韧带及其他肌腱加强其稳固性；唯有囊下部无韧带和肌腱加强，最为薄弱。关节面大小相差较大，关节囊薄弱松弛，连接关节囊约有三条韧带和肌腱，三角肌包裹在肩峰的三面。关节囊的滑膜层包被肱二头肌长头腱，并随同该肌腱一起突出于纤维层外，位于结节间沟内，形成肱二头肌长头腱腱鞘。肩关节周围的韧带少且弱，在肩关节的上方，有喙肱韧带连结于喙突与肱骨头大结节之间。盂肱韧带自关节盂周缘连结于肱骨小结节及解剖颈的下分。

肩关节前脱位

当上肢处于外展、外旋位向后跌倒时，如果手掌或肘部着地，易发生肩关节前脱位。这是因为肩关节的前部、后部、上部都有肌肉、肌腱与关节囊纤维层愈合，可增强其牢固性，而只有关节囊的前下部没有肌肉、肌腱的增强，这是肩关节的一个薄弱区。因此，在外力作用下或跌倒时，如上肢外展、外旋位向后延伸着地，肱骨头可冲破关节囊前下方的薄弱区，移出到肩胛骨的前方，造成肩关节前脱位。这时患肩塌陷，失去圆形隆起的轮廓，形成所谓的"方肩"。

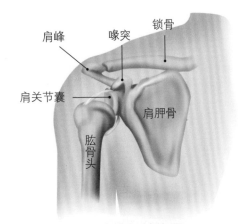

人体肩部结构图

肩胛骨

肩胛骨也叫胛骨、琵琶骨。位于胸廓的后面，是倒置的三角形扁骨，介于第2~7肋之间。分为2个面、3个角和3个缘。前面为肩胛下窝，是一大而浅的窝。后面有一横行的骨嵴，称肩胛冈，冈上和冈下的浅窝，分别称为冈上窝和冈下窝。肩胛冈的外侧扁平，称肩峰。外侧角肥厚，有梨形关节面，称关节盂，关节盂的上方和下方各有一小的粗糙隆起，分别称盂上结节和盂下结节。上角和下角位于内侧缘的上端和下端，分别平对第2肋和第7肋，可作为计数肋的标志。肩胛骨上缘的外侧有肩胛切迹，肩胛切迹外侧的指状突起，因外形酷似鸟嘴，故称喙突。内侧缘长而薄，对向脊柱，称脊柱缘；

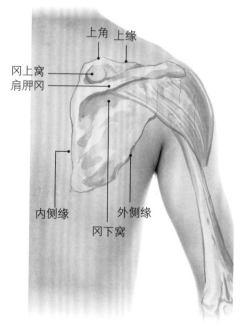

人体肩胛骨结构图

（图中标注：上角　上缘　冈上窝　肩胛冈　内侧缘　外侧缘　冈下窝）

外侧缘肥厚，对向腋窝，称腋缘。肩胛骨、锁骨和肱骨构成肩关节。肩胛骨位于背部的外上方。肩胛骨前面微凹，后面有一向外上的高嵴，称为肩胛冈，其外侧端称肩峰，是肩部的最高点。肩胛骨在体表可触及。

🔍 肩膀疼痛缓解妙招

中医里面有句话，"不通则痛"，凡是经脉不通的地方，肯定会有痛感。所以，肩部疼痛也可能跟经络不通有关。比如，三焦经走上肩，这条经络不通的时候，肩部也会有痛感，凡是走肩膀的经脉，全部都走缺盆穴。肩膀酸痛的时候，可以按摩一下缺盆穴，我们可以把手指贴在缺盆穴处，轻轻地揉动，再慢慢地提捏，松开后，肩膀疼痛就会缓解很多。

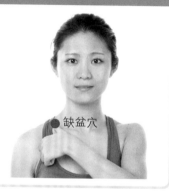

缺盆穴

导致肩部疼痛的常见原因

　　肩膀酸痛不只老年人才会出现，很多年轻人平时也有肩膀酸痛的困扰。导致肩膀酸痛的原因非常多，如果没有及时采用正确的方式治疗，可能会引起更严重的疾病，增加治疗的难度。那么，肩膀酸痛到底是哪些因素造成的呢？

肩膀过度劳累

　　经常使用电脑办公的人会感觉肩膀酸痛。除此之外，经常进行体力劳动的人同样也会感觉肩膀酸痛，尤其是经常搬抬重物，长时间劳动会让肩膀一直活动，肩关节以及周围的软组织非常薄弱，总是做上肢活动的时候就会增加其压力，从而出现了慢性劳损。肩关节出现劳损的时候，周围的肌肉、筋膜、韧带会出现损伤，导致肩膀关节活动受到限制。

年龄增长

　　随着年龄增长，身体各部位机能会慢慢退化和衰弱，肩膀也是如此。肩膀会出现退行性的改变，从而诱发肩周炎。另外肩膀的韧带受到拉伤时也会影响到肩关节功能，当肩关节活动时，会受到限制或者有明显的疼痛感。50岁左右的女性容易发生肩周炎，因为此阶段容易发生内分泌紊乱，产生更年期综合征，此阶段女性要做好自我调整，在医生的指导下合理地补充激素，缓解肩部疼痛。

受到外界环境的影响

　　一般肩周炎容易发生在春天，因为春天早晚温差比较大，一些人为了美，过早穿上单薄的衣服，这样会让肩关节受到寒冷刺激，减慢了肩关节周围组织的血液循环，容易引起肌肉痉挛。肌肉长时间处于痉挛状态，会让大量的代谢产物积聚，从而产生炎性反应，导致肩关节周围的韧带肌肉组织发生粘连以及挛缩，肩关节有明显的疼痛感，活动也会受到限制。

缺乏锻炼

很多人因为平时忙着工作或者学习，很少锻炼身体，而缺乏锻炼的人体质比较虚弱，容易疲劳，长此以往，还会使肌肉逐渐僵硬、机能衰退。可以每天做些简单的伸展运动，让肌肉变得有活力，促进血液循环，降低患肩周炎的风险。

枕头不合适

如果睡觉时，经常为了调整枕头的位置而翻来覆去、无法入睡，就说明枕头不合适。枕头不合适会增加颈部与肩膀的负担，在睡眠中积累疲劳，导致肩膀出问题，最好选择能帮助颈椎维持正常生理曲度的枕头。

采取不正确的姿势

如果站着或者坐着、躺着的时候采取不正确的姿势，同样容易引发肩膀酸疼，甚至会导致局部软组织损伤。尤其是驼背时，会让肩膀、颈部附近的肌肉疲劳。另外，身体姿势不正确时，全身血液会弛缓不畅，让人感到寒冷，代谢减慢，妨碍身体里的废物排出，使肩颈部酸痛。久坐时有驼背、跷二郎腿等习惯的人尤其要注意。

长时间使用电脑

久坐电脑桌前的上班族大多有这样的体验：长时间工作后，常常会感觉脖子、肩膀甚至手腕发沉或酸痛不适，休息后会缓解，但症状会反复出现。使用电脑虽然不是繁重的体力劳动，但需要头、颈、肩、肘保持一定姿势，以及需要腕与手持续进行重复动作。这样颈、肩、肘、腕部的肌肉、肌腱、韧带和关节囊就一直处于紧张状态。时间久了，这些结构就会发生劳损，产生无菌性炎症，刺激神经末梢并引起疼痛。当电脑桌过高、电脑位置偏斜、鼠标偏小时，颈部、肩部和腕部更容易受到伤害。

哪些疾病会造成肩膀疼痛

我们平时在做一些剧烈运动或者在干重活的时候，肌肉都受到了不同程度的拉伸，有时候肌肉还会因此受到损伤，所以第二天难免会出现疼痛的症状。在很多人看来肩膀酸痛是正常的事情，有些人因为晚上睡觉的姿势不对，早上醒来也会肩膀痛，所以大部分人都不放在心上。实际上肩膀疼痛的背后也有"玄机"，有很多疾病同样会造成肩膀疼痛。

肝脏或胆囊疾病

很少有人会把肩膀疼痛和身体器官健康联系在一起。人体的肝脏和肩膀距离是比较远的，位于人体的右上腹部位，而且肝脏是一个"无痛器官"，它出现问题以后本身是没有痛感的。但肝脏的疼痛会转移到肩膀上，如果是肿瘤的话，在扩大的时候会刺激肩膀上的神经，肩膀上的神经受到刺激也会开始痛起来。除了肝脏疾病之外，胆囊出现问题同样会造成肩膀莫名疼痛，尤其是出现急性胆囊炎之后，疼痛情况会更明显。

肺病

肺部是人体最重要的呼吸器官，人每天都离不开的事情就是呼吸，肺部会把氧气输送到身体的各个部位，维持人体的正常运转。但现在因为空气质量下降，再加上很多人还有抽烟的习惯，所以肺部受到的损伤也越来越大。很多人肺部都存在一些垃圾和毒素，大家平时又不懂得护理，最后甚至还有可能引起肺病。早期肺病没有什么明显的症状，除了咳嗽、胸痛之外，还有些人会明显感觉自己的肩膀疼痛，所以肩膀疼痛也要重视起来。

颈椎病

现在"低头族"越来越多，因为手机的出现，越来越多的人无时无刻不在盯着手机屏幕。但不管是站着还是坐着，很多人在看手机的时候都会不自觉地低头，长时间保持这种姿势就会导致颈椎受伤，出现颈椎病。而且颈椎病发生以后不一定是从脖子疼开始，也有不少人的第一反应会发生在肩膀上，所以就算只是肩膀疼痛，也要引起重视，及时放松，给脖子做按摩。

心脏病

在人体内分布着错综复杂的神经和血管，而心脏的神经和肩膀的神经就是在同一条神经通道上。当心脏出现问题，特别是引发疼痛的时候，大脑还无法及时分辨出到底是心脏还是肩膀出现疼痛，很多人会单纯地误以为只是肩膀不舒服。

当出现长时间的肩膀疼痛，并且出现胸口疼痛、心口憋闷的状况时，有可能是心脏出现问题而导致的。肩膀疼痛和心脏病之间存在一定的关系，在生活中一定要多加留意。一旦出现肩膀疼痛持续较长的情况，一定不能忽视，要及时到医院进行检查。

肩关节炎

肩关节炎最直接的症状就是肩部疼痛，如果遇到阴雨天气症状会更加严重，部分患者甚至可能会出现肩部肿胀的情况。肩关节炎患者肩部不能用力，如果用力太大会加重疼痛感。

肌肉萎缩

因为肩关节炎会造成活动障碍，影响我们的日常生活，任何牵动到肩部的活动，如肩外扩、外旋、后伸张等都会导致疼痛，严重时会导致肩关节处于内旋位，肌肉明显萎缩，影响肩部正常活动。

骨质疏松

如果肩关节炎长期得不到治愈，就有可能会影响到肩部骨骼，使骨骼逐渐发生钙化，当钙化达到一定程度的时候就出现了骨质疏松。据临床统计显示，在肩关节炎长期没有治愈的患者中有很多人出现了不同程度的肩部骨质疏松。

肩部
多发病变

肩关节是人体中最复杂的关节之一。肩部活动范围很大，但肩关节发生损伤的概率却和其他活动度相对较小的关节相差无几，这一切归功于肩关节附近复杂的关节囊、韧带、肌腱构成的灵活且稳定的力学系统。肩部如果出现不适，就会出现各种问题。一起来了解一下肩部不适容易引发的病变吧。

肩部肌肉劳损

目前，肩部肌肉劳损低龄化的现象越来越严重，而且患者职业也很相似，几乎都是长时间坐着办公的白领、长期久坐的司机等。导致这一现象的还有现代化的工作方式和生活习惯，比如，许多年轻人的坐姿不是很正确，导致肩胛骨位置倾斜，时间一长，就容易出现劳损。一般人肌肉静力性损伤的平均时间是 2 小时，只要超过 2 小时就处于损伤状态，并且这种损伤是可以积累的。如果长时间保持同一姿势，就不只是损伤，势必会发展成肩周炎。

肩周炎

肩周炎又叫"五十肩"。人到中年，特别是 50 岁左右的人，肩关节易出现疼痛的症状，俗称"五十肩"。在早期的时候，大部分人都是以肩部酸楚疼痛为主，晚上或冬天的时候疼得更厉害，这时，肩部活动不是很灵活，有强硬感。接着，疼痛就会逐渐影响到颈部及上肢，肩部活动受限，甚至抬臂上举都会变得困难，也不能外展，更不能做梳头、脱衣、叉腰等动作。

也许有人要问，"五十肩"为什么好发于 50 岁左右这一年龄段的人群呢？因为这个年龄段的大多数人，体内的激素水平都已处在其一生中的低点。正是这种激素水平的急剧降低，使得肩关节内的滑液分泌减少，润滑度下降，甚至连功能都退化了，于是肩关节就会出现疼痛的症状。这时候，如果再遭受外伤、风寒或过度疲劳，肩关节就很容易出现肌肉韧带的出血、水肿、炎症，最终导致肩关节及其周围组织的僵硬与粘连。

肩峰下滑囊炎

肩峰下滑囊是全身最大的滑囊之一，位于肩峰、喙肩韧带和三角肌深面筋膜的下方，肩袖和肱骨大结节的上方。因肩部的急、慢性损伤，炎症刺激肩峰下滑囊，从而引起肩部疼痛和活动受限为主症的一种病症，称为肩峰下滑囊炎，可因直接或间接外伤、冈上肌腱损伤或退行性病变、长期挤压和刺激所致。疼痛、运动受限和局限性压痛是肩峰下滑囊炎的主要症状。这种疼痛会逐渐加重，夜间疼痛较重，运动时疼痛加重，尤其在外展和外旋时（挤压滑囊）。疼痛一般位于肩部深处，涉及三角肌的止点等部位，可向肩胛部、颈部和手部等处放射。

漏肩风

漏肩风，顾名思义，就是肩膀受风了。比如下雨的时候肩膀被雨水淋湿了，晚上睡觉的时候肩膀露在被子外了，第二天就会出现肩膀疼痛的症状。这时候，有人会有疑问，漏肩风真的是风吹出来的吗？

由于肩关节位于躯体的外侧，因而在日常生活中遭受各种不良刺激的机会较多。在中医理论上，导致漏肩风发生的根本原因，是风、寒、湿、瘀等各种病邪的共同作用。这些因素中，又以寒邪最为关键。比如无论是晚上睡觉肩膀露在外面，还是长时间地吹空调后肩膀出现不适，这些都属于受寒。为什么寒邪是主因呢？中医认为寒主收引、凝滞，气血运行得温则行，遇寒则凝。在身体感受了寒气后，体内气血就会瘀滞、运行不畅，于是代谢产物难以排泄，久而久之，肩周部位就会出现营养不良，于是局部开始退变、粘连、僵硬，漏肩风就这样出现了。

肩部
健康自查

许多人都有过肩部疼痛的经历，但是又不想去医院检查。因为疼痛不是那么的剧烈，有时候只是感觉某一个角度有点痛，或是抬胳膊的时候有点痛，所以许多人就不重视。但是从另一方面来讲，如果不去检查，等肩关节真的出现了问题，就可能已经延误了治疗时机，所以有必要在家初步判断自己的肩部是否出现了问题。

自查肩关节稳定性

肩关节是人体具有最大活动范围的关节，但也是稳定性相对较低的关节。无论是发育，还是损伤所致的骨结构缺损、盂唇病变、关节囊或韧带过度松弛以及肩关节周围肌肉麻痹等原因，均可导致肩关节不稳定。

患者可仰卧于检查台上，上臂垂于台缘。肩关节外展90°，肘关节屈曲90°，肩关节呈最大外旋角度。检查者用一只手在患者前臂远端施加向后的力量，另一只手托住前臂近端，使肩关节外旋角度更大，不要超过患者可耐受的疼痛范围。

如果引起患者疼痛，或引起疼痛时患者感到恐惧，或感觉肩关节即将脱位，或"咔嗒"一声突然跑到关节盂外。这时就能初步确定是肩关节不稳定。

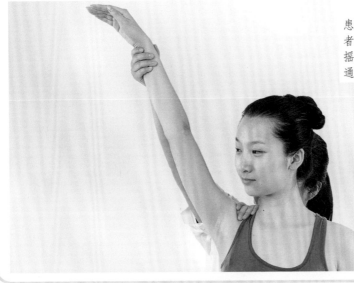

患者坐位，施术者扶住患者患肢肩关节上方，环转摇动肩关节，可舒筋活络、通利关节。

自查肩部疾病

目前常见的能导致肩部疼痛的疾病主要有肩周炎、肩袖损伤、肩峰下撞击综合征、肩关节不稳定等。在了解自查肩部病变的方法之前，我们还需要了解肩关节正常的运动形式及幅度。

自查肩周炎方法

1. 一只胳膊侧举，一直举到正上方。如果动作能完成，说明外展能力没问题。

2. 伸手摸对侧的后脑勺，比如用左手摸右耳朵。如果动作能完成，说明肩关节向前活动没有受到限制。

3. 向后背手，看是否能够摸到脊柱正中的位置。如果动作能完成，说明肩关节旋后的功能没问题。

自查肩部是否有损伤

双臂平举，张开，手掌打开，四指并拢，拇指向下，用力向上抬，外力压双臂给予一定力量向下压。如果其中一只胳膊感觉无力，使不上劲，且在测试过程中出现一个肩膀高一个肩膀低的情况，那就是肩臂部受损伤了。

肩部损伤护理

1. 损伤的部位尽量少活动，必要的生活所需活动以不引起患部疼痛为宜。

2. 肩部损伤的急性期，或每次活动后，可在肩部持续冰敷10~15分钟，要覆盖肩胛骨、肩上部和肩前部。

3. 加压包扎肩关节，特别是在疼痛加重时期可以用支具保护。

4. 必要时可使用抗炎药物治疗，但是不要连续使用超过7天。

待疼痛急性期过后，或者疼痛有所减轻后，一定要找运动医学专业人士进行全面的功能检查。

 肩周炎日常保健

肩周炎患者平时可以上下活动肩膀。抬肩时尽可能缩紧脖子，将肩膀放下时突然放松，挑战一下快速有节奏的上下肩部运动。

肩部肌肉劳损的按摩疗法

肩部肌肉劳损其实是肩周炎的前身，也就是说，肩部还没有发生病变的时候，就是肌肉劳损。那么，什么是劳损呢？劳损就是单一的姿势保持的时间过长，对肌肉、肌腱、神经、血管等软组织造成了损伤。我们的肩部一旦劳损，就会出现酸胀、麻木，甚至是剧烈的疼痛，通过按摩可以得到一定程度的缓解。

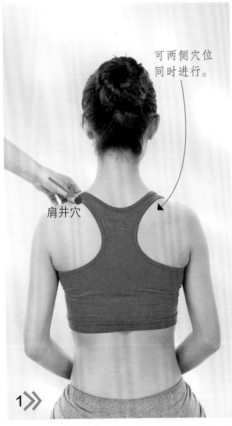

可两侧穴位同时进行。

肩井穴

1 ▶▶

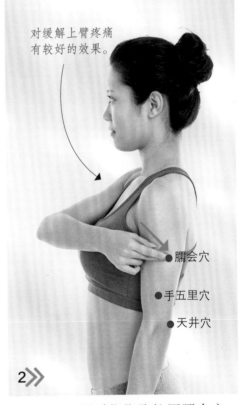

对缓解上臂疼痛有较好的效果。

● 臑会穴

● 手五里穴

● 天井穴

2 ▶▶

患者取站位或坐位，按摩者站在其病变肩关节的后外侧，抓住患者的肩膀，拇指用力地按压肩井穴 1~2 分钟，可缓解肩膀酸痛。

站立，用手指指腹按压臑会穴、天井穴、手五里穴各 1~2 分钟，以有酸胀感为佳。

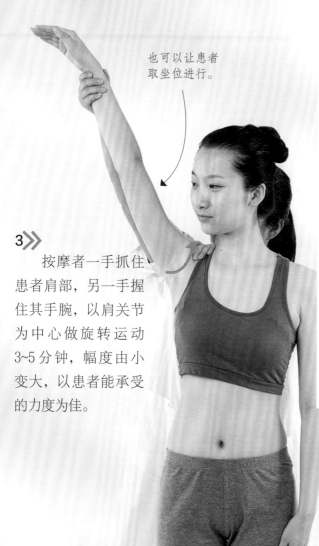

也可以让患者取坐位进行。

3 ▶▶ 按摩者一手抓住患者肩部，另一手握住其手腕，以肩关节为中心做旋转运动3~5分钟，幅度由小变大，以患者能承受的力度为佳。

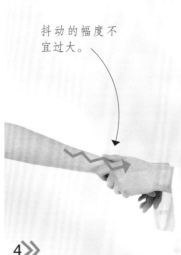

抖动的幅度不宜过大。

4 ▶▶ 按摩者双手握住患者的腕部，分别上下、左右抖动患者上肢3~5分钟。

▋▋▋ 臂部穴位

臑会穴： 在臂后区，肩峰角下3寸，三角肌的后下缘。

天井穴： 在肘后区，肘尖穴上1寸凹陷中。

手五里穴： 在臂部，肘横纹上3寸，曲池穴与肩髃穴连线上。

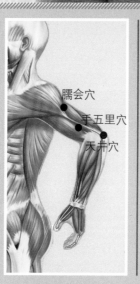

臑会穴
手五里穴
天井穴

▋▋▋ 肩部穴位

肩井穴： 在肩胛区，第7颈椎棘突与肩峰最外侧点连线的中点。

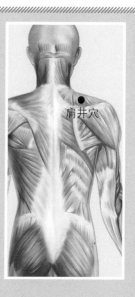

肩井穴

肩周炎的按摩疗法

任大夫小贴士

▰▰//// 肩周炎

▰▰//// 共需约 20 分钟

▰//// 1 天 1~2 次

▰▰//// 10 天 1 疗程

急性期
不可按摩

肩周炎即肩关节周围炎，主要表现为肩部逐渐产生疼痛，夜间为甚，肩关节活动功能受限而且日益加重，达到某种程度后逐渐缓解，直至最后完全复原。肩周炎如得不到有效的治疗，有可能严重影响肩关节的功能活动。肩周炎患者的肩关节可有广泛压痛，并向颈部及肘部放射，还可出现不同程度的三角肌萎缩，所以需要及时治疗。

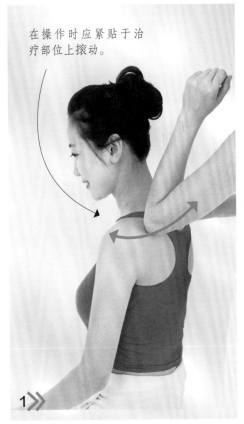

在操作时应紧贴于治疗部位上搋动。

1

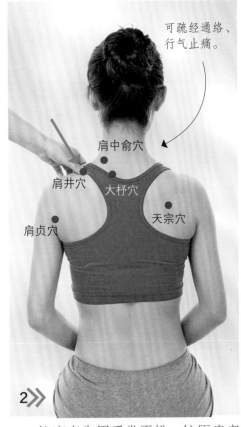

可疏经通络、行气止痛。

肩中俞穴

肩井穴　大杼穴

肩贞穴　　　　天宗穴

2

患者取坐位，按摩者站立在患者病变肩关节的后外侧。用手肘在其肩周部位来回交替搋动 30~50 次，以此来缓解肌肉、韧带等软组织的痉挛与粘连。

按摩者先用手掌平推、按压患者肩关节的前后侧；再拿捏或按压患者的大杼穴、肩井穴、天宗穴、肩中俞穴、肩贞穴各 1~2 分钟。

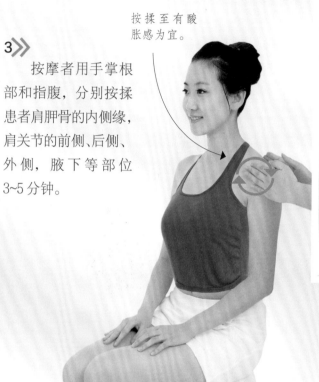

按揉至有酸胀感为宜。

3▶▶

按摩者用手掌根部和指腹，分别按揉患者肩胛骨的内侧缘，肩关节的前侧、后侧、外侧，腋下等部位3~5分钟。

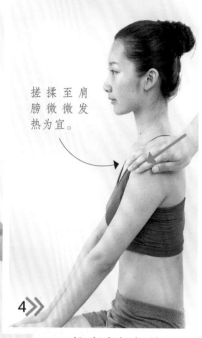

搓揉至肩膀微微发热为宜。

4▶▶

按摩者轻轻地拍击患者肩部的四周，并在其上臂处上下搓揉30~50次。

◤//肩背部穴位

肩井穴： 在肩胛区，第7颈椎棘突与肩峰最外侧点连线的中点。

肩中俞穴： 在脊柱区，第7颈椎棘突下，后正中线旁开2寸。

大杼穴： 在脊柱区，第1胸椎棘突下，后正中线旁开1.5寸。

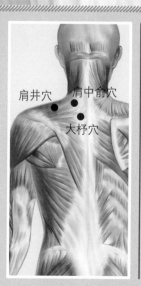

肩井穴　肩中俞穴
大杼穴

◤//肩部穴位

天宗穴： 在肩胛区，肩胛冈中点与肩胛骨下角连线上1/3与下2/3交点凹陷中。

肩贞穴： 在肩胛区，肩关节后下方，腋后纹头直上1寸。

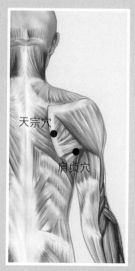

天宗穴
肩贞穴

肩峰下滑囊炎的按摩疗法

任大夫小贴士

▪/// 肩峰下滑囊炎

▪/// 共需约 25 分钟

▪/// 隔天 1 次

▪/// 7 天 1 疗程

按摩时

力度不可过大

肩峰下滑囊炎可因直接或间接外伤引起，但大多数病例是继发于肩关节周围组织的损伤和退行性病变，尤以滑囊底部的冈上肌腱的损伤、退行性病变、钙盐沉积最为常见。肩峰下滑囊由于损伤或长期受挤压、摩擦等机械性刺激，使滑囊壁发生充血、水肿、渗出、增生、肥厚、粘连等无菌炎症反应，可以通过按摩缓解。

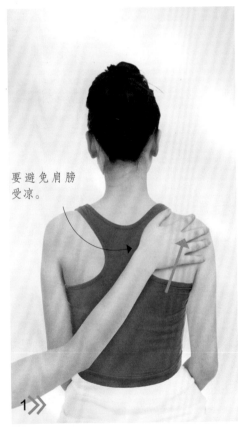

要避免肩膀受凉。

1

患者取坐位，按摩者站于其后，用手掌推压患侧肩关节 30~50 次，使肩部肌肉放松。

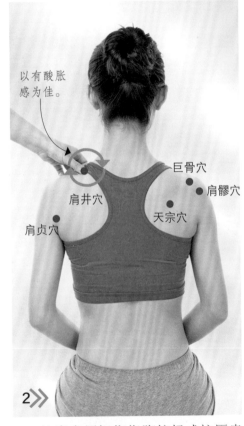

以有酸胀感为佳。

巨骨穴
肩髎穴
肩井穴
天宗穴
肩贞穴

2

按摩者用拇指指腹按揉或按压患者患侧的天宗穴、肩髎穴、肩贞穴、肩井穴、巨骨穴各 1~2 分钟。

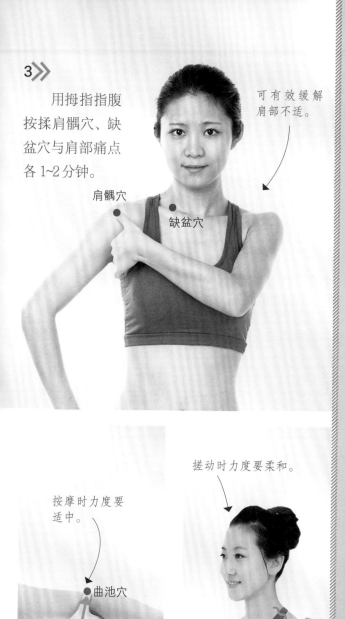

3 »

用拇指指腹按揉肩髃穴、缺盆穴与肩部痛点各1~2分钟。

可有效缓解肩部不适。

肩髃穴

缺盆穴

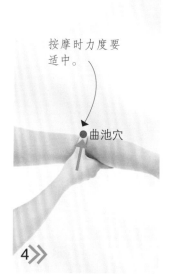

按摩时力度要适中。

曲池穴

4 »

用拇指指腹点按曲池穴30~50次。

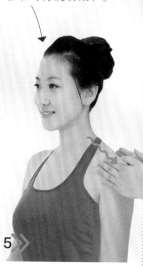

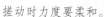

搓动时力度要柔和。

5 »

患者坐位，按摩者立于患侧，用双手相对有力上下往返揉搓患侧3~5分钟。

◢ 肩部穴位

天宗穴： 在肩胛区，肩胛冈中点与肩胛骨下角连线上1/3与下2/3交点凹陷中。

肩贞穴： 在肩胛区，肩关节后下方，腋后纹头直上1寸。

肩井穴： 在肩胛区，第7颈椎棘突与肩峰最外侧点连线的中点

肩髎穴： 在三角肌区，肩峰角与肱骨大结节两骨间凹陷中。

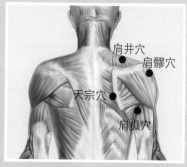

◢ 肩臂部穴位

巨骨穴： 在肩胛区，锁骨肩峰端与肩胛冈之间凹陷中。

肩髃穴： 在三角肌区，肩峰外侧缘前端与肱骨大结节之间凹陷处。

缺盆穴： 锁骨上大窝，锁骨上缘凹陷中，前正中线旁开4寸。

曲池穴： 在肘区，尺泽穴与肱骨外上髁连线的中点处。

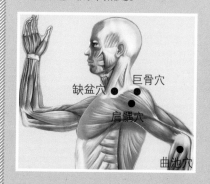

漏肩风的按摩疗法

任大夫小贴士

■/// 漏肩风

■/// 共需约15分钟

/// 1天1~2次

■/// 5天1疗程

按摩后

应注意保暖

漏肩风的出现，多与寒、湿等外在因素有关。例如，夏天时常穿露肩衣服的女性朋友，时间久了，肩部就会酸痛难忍，这就说明肩膀可能受风寒了。拔罐时，肩背部罐印发痒或呈紫色就可能是肩背部受到了风寒侵袭，致使肩部的血液循环不畅，出现僵硬、麻木。

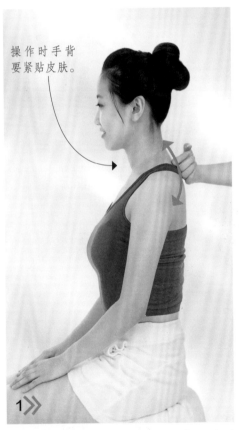

操作时手背要紧贴皮肤。

按摩者掌指关节可略微屈曲，随后以腕关节的主动屈伸，来带动前臂的外旋和内旋，使得手背在患者病变部位连续不断地来回交替擦动30~50次。

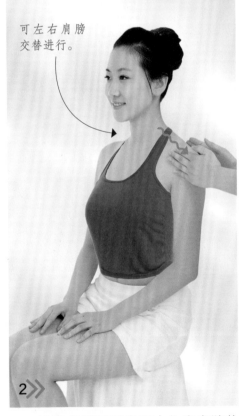

可左右肩膀交替进行。

按摩者用两手掌面夹住患者肢体的疼痛部位，相对用力做方向相同的来回快速搓揉或顺时针回旋搓揉30~50次。搓动时，力量要对称适中，动作宜柔和均匀。

图片仅为示意，实际操作时取俯卧位。

3>>

患者可用手指、手掌、拳等，着力于自己疼痛的肩部，经肩髃穴至臂臑穴做单一方向的直线移动按压3~5分钟。

按压力度可稍重。

肩髃穴

臂臑穴

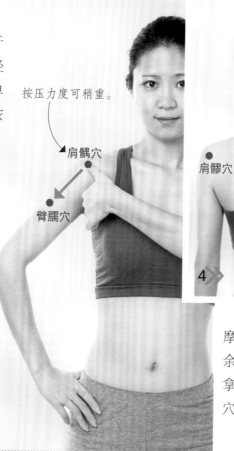

肩井穴

肩髎穴

4>>

患者俯卧，按摩者可将拇指和其余四指相对用力，拿捏肩井穴、肩髎穴各1~2分钟。

■/// 肩部穴位

肩井穴：在肩胛区，第7颈椎棘突与肩峰最外侧点连线的中点。

肩髎穴：在三角肌区，肩峰角与肱骨大结节两骨间凹陷中。

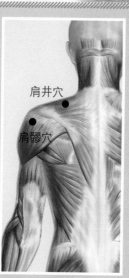

肩井穴

肩髎穴

■/// 肩臂部穴位

肩髃穴：在三角肌区，肩峰外侧缘前端与肱骨大结节之间凹陷处。

臂臑穴：在臂部，曲池穴上7寸，三角肌前缘处。

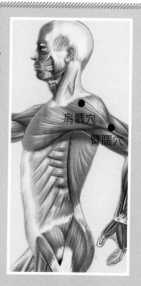

肩髃穴

臂臑穴

药浴治疗肩部疾病

　　药浴在我国有着悠久的历史，运用药浴治疗疾病是中医的特色之一。肩部疾病由于各自的表现不同，病情轻重有别，患者可根据自身具体情况选择合适的药浴方法。

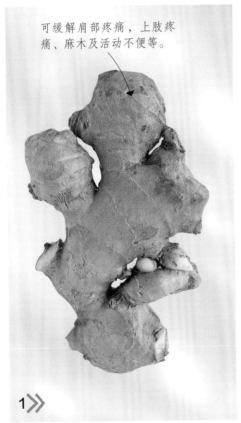

可缓解肩部疼痛，上肢疼痛、麻木及活动不便等。

1》

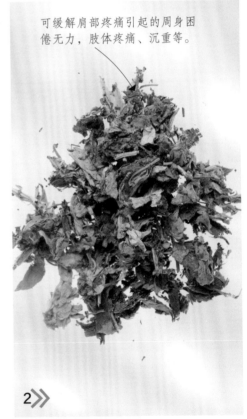

可缓解肩部疼痛引起的周身困倦无力，肢体疼痛、沉重等。

2》

　　生姜浴：生姜 50~100 克，热水 1000~1500 毫升。生姜切成薄片，放入热水中浸泡片刻，待姜汁泡出后，以洁净的纱布蘸取药汁在肩、背等疼痛部位进行反复擦洗。

　　艾叶浴：艾叶 150 克，热水 1000~1500 毫升。煎煮取汁后，放入适量的温水中擦洗肩部。

可缓解肩背部疼痛、沉重、麻木、无力、活动不灵活等。

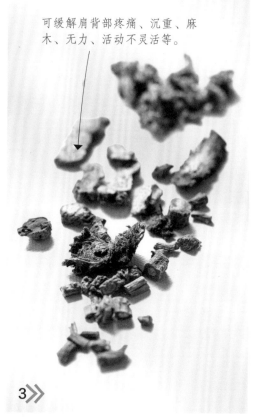

可缓解肩背疼痛、头晕、目眩、头痛、耳鸣等。

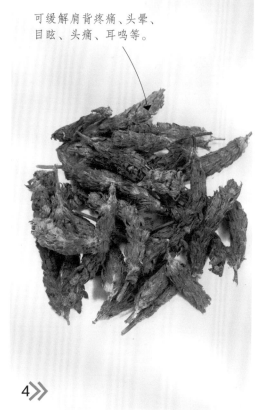

3 ▶▶

苍术艾叶浴：苍术 70 克，艾叶、羌活、防风各 200 克，热水 1000~1500 毫升。将上述材料煎水取汁后，以毛巾蘸药汁在肩、背等疼痛部位擦洗，待水温下降后，再用药汁将患肢浸润。每次治疗 10~30 分钟，每天 1~2 次。

4 ▶▶

夏枯草桑菊浴：夏枯草 50 克，桑叶、菊花各 20 克，热水 1000~1500 毫升。煎煮取汁后，以毛巾蘸药汁在肩、背等疼痛部位擦洗，待水温下降后，再用药汁将患肢浸润。每日治疗 1~2 次，每次治疗 10~15 分钟，可促进气血流通。

▮//// 把握好药浴的时间

在药浴的时间选择上需要严格地把握，否则会让药浴的效果大打折扣，甚至还可能会损害健康。一般在饭前、饭后的半个小时内是不适合做药浴的，同时每次药浴的时间不能超过半小时，把握好药浴时间才会让效果更好。

肩部保健操

保护肩部，每天坚持

肩部自我康复保健操有很多，这里选取一套肩部保健操，为大家介绍一下详细步骤。

1. 画圆圈：两肩放松，肘关节屈曲，两手臂分别置于两侧肩上；随后以肩部为轴心，先画一小圆圈，然后幅度逐渐增大，操作30~50次。

做此运动时，肩膀要放松。

可每天坚持练习。

以颈项部肌肉有**牵张、拉紧感**为好。

5. 手指爬墙：面墙而立，两脚站立与肩同宽，手臂贴墙自下而上逐级上爬，直至爬到能到达的最高处，反复操练5~10次。

手臂要尽可能向上够。

4. 定步云手：两脚分开，与肩同宽站好，两臂下垂，调匀呼吸；两腿屈膝，左手自左大腿部位，经小腹、胸前，向上向左画圈；腰部随之左转，身体重心渐渐移至左脚，恢复站立姿势。然后，右手自右大腿部位，经小腹、胸前，向上向右画圈，腰部随之右转，身体重心渐渐移至右脚。以上动作可反复进行20~30次。

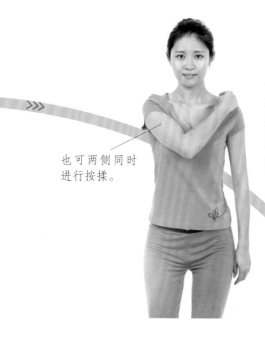

2. 揉肩周：直立，身体放松，先将右手置于左肩上轻揉 20~30 次；随后，再将左手置于右肩上，同样轻揉 20~30 次，以感到肩部轻微发热为宜。

也可两侧同时进行按揉。

做整套动作每次至少要达到 **10 分钟**。

摆臂时幅度要尽可能大。

3. 前后摆臂：正面站立，双臂自然下垂，调匀呼吸；在吸气时，先将两手臂逐渐向前平伸，并尽量上举抬高到能够达到的最高处；在呼气时，则将两手臂放下，并尽量伸直向身后摆动，这样连续摆动 10~15 次；然后恢复原有姿势，休息片刻。以上动作可反复进行 1~3 遍。

任大夫小提示

练习前先做准备动作：自然站立，两脚分开，与肩同宽，两臂自然下垂，全身放松，均匀呼吸。

巧用毛巾做提拉

轻轻一拉，缓解肩部不适

　　做此练习时，要求动作要缓慢，用力均匀、持续。建议做4组，每组动作重复12次。长时间坐着工作的人，做此运动，可以缓解肩部僵硬。

1. 准备好一条长60厘米左右的干毛巾。坐在椅子2/3处，同时双脚分开与肩齐。

毛巾是非常好的健身器材。

做动作时，要注意**保持肩挺直，腰不弯。**

可重复做以上动作。

4. 松开毛巾，让手回到身后的位置。

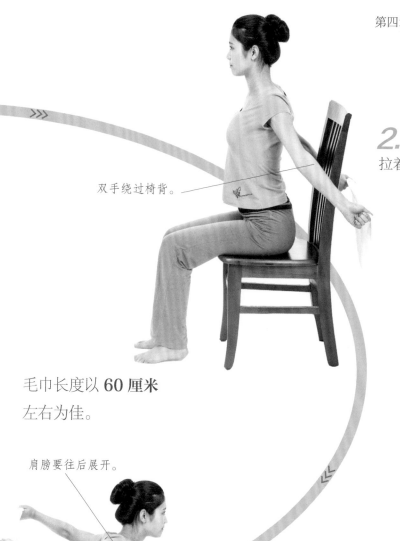

双手绕过椅背。

2. 双手放在身后，拉着毛巾绕过椅背。

毛巾长度以 **60 厘米** 左右为佳。

肩膀要往后展开。

3. 双手用力将毛巾向后上方提拉，注意肩膀要往后展开。保持 5~10 秒。

任大夫小提示
在锻炼过程中如果手肘和肩膀出现胀痛的感觉，一定要立即停止动作。

上班族肩部保健操

拒绝久坐，做操护肩

上班族大多有个不好的习惯就是久坐不动，导致的直接结果就是肩颈酸痛。由于肩部长时间缺乏伸展，容易变得僵硬，严重者麻木感会从肩颈延伸至手腕，甚至出现脊柱侧弯、驼背、头痛及胸闷等情况，平常可以做保健操来缓解。

1. 挺胸拔颈站直，头要保持端正，两臂垂直于身体两侧。

两臂保持自然下垂。

两肩向后转动。

每个动作最好**持续 5 秒**左右。

两肩向前转动。

5. 保持头部不动，两肩向后转动5次。

4. 保持头部不动，两肩向前转动 5 次。

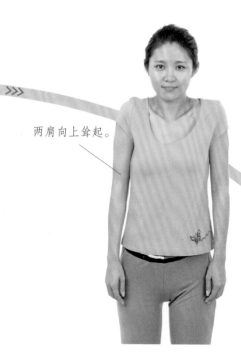

两肩向上耸起。

2. 两肩同时尽量向上耸起，让肩颈有酸胀感。

每次至少
做 3 个回合。

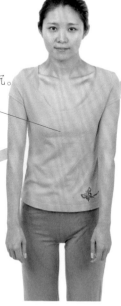

两肩用力向下沉。

3. 两肩耸起后，停留 5 秒左右，再将两肩用力下沉。

任大夫小提示
建议上班族每天做一做肩部保健操，增强肌肉的柔韧度，舒缓肩部僵硬、麻木、疼痛等症状。

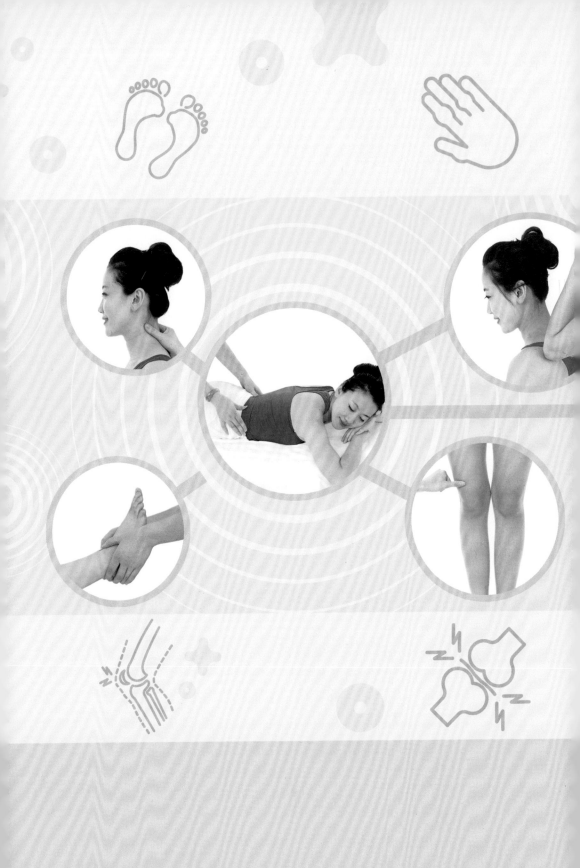

第五章
摆脱腰部疼痛

　　腰部可以说是我们身体的劳动模范，因为它不仅支撑着身体大部分的重量，而且我们在前屈、后伸、转体、侧弯的时候，也要依靠腰部的灵活性。如果问问身边的人腰有没有痛过，十之八九都有。不管是老年人还是年轻人都应该注意保护腰部，积极防治腰部疾病，远离腰部疼痛。

认识腰部结构

腰椎是脊柱家族中最强壮的骨骼，腰椎和骶椎作为整个脊柱下面的底座，有着粗大的椎体和强壮的肌肉。骶椎和骨盆构成一个力的转换器，把身体的重量平均分配到两条腿上去。

腰骶椎的结构

腰骶椎包括腰椎和骶椎，骶椎和左右的髂骨形成骨盆。在脊柱这个力学结构当中，腰骶椎作为整个脊柱下面的底座，最重要的功能是支撑身体和维持运动。脊髓在椎管中一般只到第1腰椎下缘的高度，在以下的腰椎管中主要是脊髓分支出来的控制人体生殖系统的神经和下肢的运动神经，形成马尾神经丛，逐次从相应的椎间孔分出，形成分节段的控制。

腰椎负重最大，上位腰椎的椎体后面微微凹陷。腰椎L1[①]~L2横断面似肾形；在腰椎L3或腰椎L4过渡为椭圆形；腰椎L5后缘中间比两侧稍隆起，椎体呈橄榄形。

腰椎椎体的后方为椎弓。椎弓包括椎弓根、椎板、上下关节突、棘突和横突共7个突起。椎弓上、下关节突之间的峡部由于结构等原因易发生断裂，称椎弓崩裂，或峡部不连。在椎弓崩裂后，椎体、椎弓根及上关节和横突在下位椎体上面向前滑动，产生腰椎真性滑脱，出现腰骶疼痛或坐骨神经痛等症状。

腰椎L1~L2相邻两关节突的关节间隙几乎在矢状面上，并且每个椎骨的下关节突皆被下一个椎骨的上关节突所抱拢。但关节间隙的矢状方向由上向下逐渐改变，至腰椎L5几乎呈冠状位。腰骶关节突可能有先天异常，一侧为矢状位，另一侧为冠状位。两侧椎间关节不对称者，在运动时因两侧关节受力不等，容易劳损而引起疼痛。

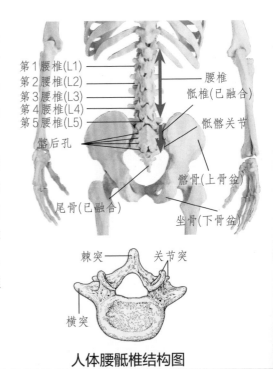

第1腰椎(L1)
第2腰椎(L2)
第3腰椎(L3)
第4腰椎(L4)
第5腰椎(L5)

腰椎
骶椎(已融合)
骶髂关节

骶后孔

髂骨(上骨盆)

尾骨(已融合)

坐骨(下骨盆)

棘突　关节突

横突

人体腰骶椎结构图

注①："L"是腰椎英文Lumbar vertebra的简写，L1指第一腰椎，L2、L3、L4、L5同理。

"承上启下"的腰椎间盘

我们的身体能够自由地活动和运动，靠的就是腰椎间盘。腰椎间盘的负荷比较大，活动性也比较大，在脊柱中起着"承上启下"的作用。由于腰椎在整个躯干的最下边，所以腰椎间盘比别的椎间盘要强、要厚、要大，但是腰椎间盘由于承重最大，发生腰椎间盘突出的可能也最大。不过，腰椎间盘突出多是逐渐形成的，仅有一部分是突发疾病，平时要加强对腰椎间盘的保养。

 坐姿

很多人坐着的时候爱前倾，这恰恰会使腰椎间盘突出更加严重。所以，平时坐着时，应当抬头挺胸，腰挺直。同时，在久坐起身的时候还要注意，应先将上身前倾，两足向后，使上身力量分布在两足，然后再起立。

 站姿

长时间地站立之后，应适当将双臂上伸和做蹲体动作，这样可使腰部骨关节及肌肉得到调节，消除疲劳，延长腰肌耐力。

睡姿

睡姿不好也会加重腰椎间盘突出，正确的睡姿应使头颈保持自然仰伸位，最好平卧于木板床（或以木板床为底，上方垫以软床垫亦可），使膝、髋略屈曲。如此体位可使全身肌肉、韧带及关节囊都获得很好的放松与休息。

腰椎间盘突出调养方法

在手术、药物治疗尚未出现前，卧床休息本身就是治疗腰椎间盘突出的手段。但是，当患者一旦出现腿无力、大小便失禁等比较紧急的情况时，就应当及时到医院就诊。因为，虽然腰椎间盘突出不威胁生命，但很可能因神经长期受到压迫而永久丧失功能。所以，腰椎间盘突出的患者一定要尽早到医院接受治疗，越早接受治疗，神经功能恢复机会越大，程度越高，损失越小。

 腰椎活动功能

正常人可做腰前屈90°，后伸30°，左右侧屈20°~30°，旋转30°。

导致腰部疼痛的常见原因

　　腰背部疼痛可能出现在背部从脖子到腰部的任何一个位置，可能是一小部分，也可能扩散到很大范围。腰背部疼痛疾患广泛地存在于脑力劳动者和体力劳动者中，是临床中常见的症状。腰背部疼痛因治疗困难、疗程长、易复发的特点，已成为现代社会难以医治的痼疾，严重影响着人们的生活质量。那么，都是什么原因导致的腰背部疼痛呢？

久坐不动

　　一般来说，久坐不动的人腰椎最容易受伤，这是因为坐着时腰椎的负荷比站着要大。久坐不动，椎间盘受压增大，乘车或开车时路况不好，车子容易颠簸晃动，如果再遇到突然刹车，颈椎、腰椎挥鞭样甩动更容易引起腰椎关节错位，关节错位了就会刺激相应的神经，引起腰腿疼痛，严重的会导致各种腰椎病变。如果颈肩部及手臂有疼痛或麻木的感觉，并有针刺样或过电样的窜麻感，上肢肌肉萎缩、发沉、酸痛无力等现象，就应引起高度警觉。

腰部受凉

　　腰部是很怕寒凉的一个部位，腰部受凉之后最明显的症状就是腰痛和腰部活动受限。腰部一旦受凉，筋膜、韧带、肌肉由于受冷空气的侵害会引起收缩和痉挛性的症状，会导致患者出现腰部血液循环不畅，引起腰部发凉、酸胀等不适的症状，甚至会出现明显的腰部疼痛、腰部活动受限、腰部僵硬等，所以要做好腰部的保暖工作。

长期抽烟

　　许多人有抽烟的习惯，烟草中含有大量的尼古丁，当它被吸收进入血液后，会引起血管收缩痉挛，血液供应减少，也会影响脊柱的血液循环。久而久之，椎间盘就会过早退化变质，诱发腰椎病。同时，吸烟时所产生的一氧化碳会置换血液红细胞里面的氧，加速腰椎的退化过程。此外，抽烟还会引起咳嗽，而咳嗽能迅速地增加腹压，导致腰椎管内压力增高，促使或加快椎间盘的退化，同样也可能会引发腰椎病。

打扫卫生姿势不当

很多人在公司或家里打扫完卫生后，往往会感觉腰酸背痛，有些累。这是为什么呢？按理说像拖地、擦玻璃等小动作，并不是什么大负荷的运动，不应该使人出现这种情况。其实，日常生活中许多看似简单的动作，如果不加以注意，可能会对脊柱，尤其是腰椎带来损伤。就拿擦玻璃、擦柜子来说，有些人遇到需要擦拭的高处部位，往往把手臂伸得很长，擦拭的时候，手臂及上身在运动，下半身却纹丝不动。这种姿势是错误的，由于身体牵拉得很长，平稳性就差了，所以容易发生腰扭伤或脚扭伤。应该"手脚并用"，手伸到哪里，脚也要移动到相应的位置，并且随着手臂的活动，腰部和背部也要跟着运动。这样才能达到整体化运动，既不容易感觉疲劳，身体还能得到很好的锻炼。

长期穿高跟鞋

对于女性来说，因穿高跟鞋而损伤腰椎的情况很常见。由于爱美或工作的需要，几乎每个女性的鞋柜里都免不了有几双高跟鞋，但是，高跟鞋在给女性带来时尚魅力的同时，也在悄无声息地危害着女性的腰椎健康。穿上高跟鞋之后，人的重心会自然地前移，为了保持身体平衡，就需要保持抬头挺胸收腹的姿势，虽然这样看起来会让人显得很精神，但由于骨盆前倾，腰部后仰，身体负重力曲线大大改变。腰部过度后伸、背肌收缩绷紧，腰椎小关节和关节囊会处于紧张状态。久而久之，就会使关节囊和腰背肌发生损伤，导致腰骶部疼痛。

用腰不当

弯腰是日常生活中常见的动作，但是弯腰不当，就容易引发腰痛。在弯腰时哪个脊柱段受力最大呢？显然是腰椎所承受的外力较大，尤其是腰骶部受力更大。弯腰时要是不弯曲膝关节、速度又快的话，腰椎关节负荷就会增大，容易增加腰椎间盘的压力，有可能造成"闪腰"，从而出现腰痛等不适症状。

由腰部病变
引起的困扰

腰椎的灵活性仅次于颈椎，也是身体中比较容易受伤的部位。再加上生活中的很多不良习惯，如穿低腰裤、突然扭腰、负重过多、大量吸烟、睡软床等，都会给腰椎带来不同程度的损伤。所以，要想腰板好，就要改变这些不良习惯。

腰痛连着腿，行动很不便

如果在腰痛的同时，腿也出现疼痛、麻木等症状，这通常表明腰椎神经根受到了压迫，已经不是单纯的腰部软组织损伤，大多数都是由腰椎间盘突出、腰椎管狭窄，甚至椎管肿瘤等疾病引起的。为什么会这样呢？因为在正常情况下，人的每个椎体之间都有一个由髓核和纤维环所组成的椎间盘作为充垫。在椎体受到纵向负载的时候，椎间盘就凭借自己良好的弹性向外周膨胀，来缓冲压力、减轻震荡，避免身体在行走、弹跳、跑动时受到冲击和损伤，特别是对于脆弱的颅脑，椎间盘起着很重要的作用。而且，椎间盘的形状在不断改变的同时，还能让脊柱具有很大的活动度，灵活进行各个方向的运动。然而，一旦腰椎间盘的纤维环出现破损，那么原本被包裹在中间的髓核就会穿过破损的纤维环向外突出，导致腰椎间盘突出或腰椎管的狭窄，这样就会压迫到腰椎段的脊髓或神经根。人体的下肢主要受股神经和坐骨神经的管辖，它们都是从腰椎或者骶椎的神经节段延伸出来的。所以，一旦这几个腰段的椎间盘突出、椎管狭窄，就会压迫到神经根，于是患者的整个腰部以及下肢都会疼痛，有时候还会出现感觉麻痹、肌肉萎缩、运动障碍等。

椎管狭窄引发的下肢间歇性跛行

腰椎管狭窄症在中老年人中非常多见，这是为什么呢？因为人年纪大了以后，体内的椎间盘、关节突等骨性结构都会发生退变老化，或者椎管内黄韧带出现了增厚，都会导致椎管狭窄、脊髓和神经根受压，它最典型的特征就是出现下肢间歇性跛行。这种病的早期症状一般都不会有明显的感觉，最多就是有一些隐隐约约的慢性腰痛，同时稍微带点轻度的活动受限。但一定不能忽视这些轻微症状，要及时就医治疗，以免延误病情，导致病情加重。

坐骨神经痛

说到腰腿部疼痛，就不得不提到坐骨神经痛。很多人觉得坐骨神经痛是一种疾病。其实，这种说法是不严谨的，坐骨神经痛只是一种症状而已。大家都知道，坐骨神经是我们人体内最长的一根神经，正常人左右两侧各有一根。它从腰椎段的神经根发出，分布在大腿后方以及小腿、足部，主要的作用是指挥肌肉运动，传导皮肤感觉。我们人体的 5 个腰椎中，下面的第 4、5 腰椎负担最重，活动度也最大，因此最容易发生退变老化。比如，经过长期劳损或突然扭伤，腰椎间盘就很可能向侧后方突出，腰椎间盘突出后，就会压迫到坐骨神经根，引起充血、水肿以至粘连等病理变化。这时候突出一侧的腰部疼痛就会经臀部向大腿后方放射，直到小腿和足部，有时还会有麻木感，咳嗽时会加重。这种症状就是坐骨神经痛，只是腰椎间盘突出的一种症状。

男人腰椎出问题，前列腺也受牵连

男人的腰椎出问题，前列腺也会受牵连。前列腺的形状像个栗子，底朝上，与膀胱相贴；尖朝下，抵泌尿生殖膈，前面贴耻骨联合，后面依直肠。所以当前列腺肥大时，可做直肠指诊，触知前列腺的背面。前列腺腺体的中间有尿道穿过，可以说，前列腺扼守着尿道上口，所以，前列腺出问题，排尿首先受影响。前列腺疾病和腰椎错位有着必然的联系。当腰椎椎间关节错位，就会刺激这两处的神经，导致排尿困难、腰痛等前列腺疾病的症状。

经常月经不调，腰椎可能有毛病

腰椎的健康直接影响着子宫和卵巢的健康。如果腰椎发生关节错位，很可能就会出现子宫和卵巢方面的疾病。其中，月经不调就是最典型的疾病。

为什么会出现月经不调呢？原因自然有很多，比如工作压力大、精神紧张、加班熬夜、饮食不规律等，都可能会导致月经不调。除了这些原因之外，当 L1~L4 腰椎发生腰椎间关节错位时也可能会导致月经不调的状况出现，而且这还是一个非常重要的原因。通往子宫、卵巢的神经是从腰椎 L1~L4 发出的，这些神经是指挥和调节月经生理活动的。当 L1~L4 腰椎因外伤发生了错位，刺激了这些神经，就可能会出现自主神经紊乱而导致月经不调。

腰部
多发病变

腰部支撑着人体的上半部分，承担着人体1/2的重量，在人们的日常生活中，是运动最复杂、活动最多的身体部位之一。另外，腰椎的前方为松软的腹腔，周围只有一些肌肉、筋膜和韧带，没有其他骨质结构保护，故在持重和运动中也是最易受伤之处。腰部如果受到损伤，常常会发生一系列病变。

急性腰扭伤

急性腰背部扭伤俗称"闪腰"，在临床上较为多见，尤其是对体力劳动者来说；偶然参加运动或劳动而事先又未做体力活动准备者也容易发生急性腰扭伤，此种情况多见于常年坐办公室者。急性腰背部扭伤患者男性较多见，年龄以青壮年为多，年幼及年老患者较少。本病病变的范围包括下背部至骶髂部的肌筋膜组织，即胸腰段及腰骶部两个解剖区。

慢性腰肌劳损

慢性腰肌劳损也称腰背肌筋膜炎、功能性腰痛等，主要指腰骶部肌肉、筋膜、韧带等软组织的慢性损伤，导致局部无菌性炎症，从而引起腰骶部一侧或两侧的弥漫性疼痛，是慢性腰腿痛中的常见疾病之一，常与职业和工作环境有一定关系。患者在日常生活中也要注意，尽可能不要穿带跟的鞋，避免症状加重，多做康复锻炼，平时注意最好睡硬板床。

腰椎间盘突出症

腰椎间盘突出症是较为常见的疾患之一，主要是因为腰椎间盘各部分（髓核、纤维环及软骨板），尤其是髓核，有不同程度的退行性改变后，在外力的作用下，椎间盘的纤维环破裂，髓核组织从破裂之处突出（或脱出）于后方或椎管内，导致相邻脊神经根遭受刺激或压迫，从而产生腰部疼痛，一侧下肢或双下肢麻木、疼痛等一系列临床症状。

腰椎管狭窄症

腰椎管狭窄症是指各种原因引起椎管各径线缩短，压迫硬膜囊、脊髓或神经根，从而导致相应神经功能障碍的一类疾病，又称腰椎椎管狭窄综合征，多发于 40 岁以上的中年人。静坐或休息时常无症状，行走一段距离后出现下肢痛、麻木、无力等症状，需蹲下或坐下休息一段时间后方能继续行走；随着病情加重，行走的距离越来越短，需要休息的时间越来越长。

腰椎滑脱症

正常人的腰椎排列整齐，如果由于先天或后天的原因，其中一个腰椎的椎体相对于邻近的腰椎向前滑移，即为腰椎滑脱。因退变、外伤或先天因素等使腰椎椎体与椎弓根或小关节突骨质连续性中断者，称为腰椎峡部崩裂；椎骨出现变位致使连续性延长，以致上位椎体、椎弓根、横突和上关节突一同在下位椎节上方向前移位者，称为腰椎峡部崩裂合并腰椎滑脱。退变因素致腰椎滑脱者占 60% 以上，发病年龄以 20~50 岁较多。

梨状肌综合征

梨状肌综合征是因为坐骨神经受压、慢性劳损，或者是因充血、水肿、痉挛、粘连和挛缩等引起的。如果坐骨神经变异了或者是有长期的慢性劳损，就会导致梨状肌出口变窄，使坐骨神经受到压破，引起梨状肌综合征。也可能是因为受到外力影响，比如扭、跨越、反复下蹲这些动作。发病时经常引起臀部和腿部、腰部的疼痛，有时还会影响睡眠，有此症状时要及时就诊，积极配合治疗。

强直性脊柱炎

强直性脊柱炎是以骶髂关节和脊柱附着点炎症为主要症状的疾病。该疾病是四肢大关节及椎间盘纤维环及其附近结缔组织纤维化和骨化，以及关节强直为病变特点的慢性炎性疾病，属风湿病范畴，病因尚不明确，是以脊柱为主要病变部位的慢性病。

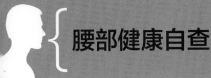

腰部健康自查

对于现代人来说，腰椎病实在是太普遍了，尤其在 20~50 岁的人群中，随便问一个人他的腰椎是否曾经有过不适，大多数人都会点头说是。可是，如果再问他是否有腰椎病，许多人都不确定，所以就需要给腰部做个检查。

腰椎病的常见症状

提起腰椎病的症状，大多数人都会回答"腰疼"。不错，腰疼的确是腰椎病的主要症状，但并非唯一症状。很多看起来与腰椎毫不相干的症状，如性功能障碍、妇科症状、便秘、腹泻、尿频、尿急等，其实也可能是腰椎有问题而发出的信号。因为在腰椎内分布着掌管肾脏、膀胱、子宫、大肠、小肠等器官的神经。一旦腰椎椎间关节受损，发生错位，椎间孔就变小，相对应的神经就会受到刺激，从而导致某些器官的功能失衡，随即出现相应的症状。

脊柱病症状自查

通过"中医刁氏脊柱病症状归椎自我诊断图"，我们可以判断自己哪几节腰椎出问题了，然后进一步检查。如果是腰椎引起的病症，就需要对症治疗。

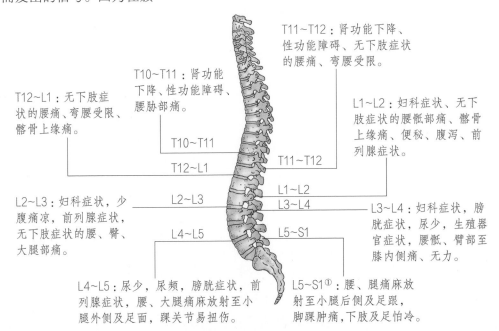

T10~T11：肾功能下降、性功能障碍、腰胁部痛。

T11~T12：肾功能下降、性功能障碍、无下肢症状的腰痛、弯腰受限。

T12~L1：无下肢症状的腰痛、弯腰受限、髂骨上缘痛。

L1~L2：妇科症状、无下肢症状的腰骶部痛、髂骨上缘痛、便秘、腹泻、前列腺症状。

L2~L3：妇科症状，少腹痛凉，前列腺症状，无下肢症状的腰、臀、大腿部痛。

L3~L4：妇科症状，膀胱症状，尿少，生殖器官症状，腰骶、臀部至膝内侧痛、无力。

L4~L5：尿少，尿频，膀胱症状，前列腺症状，腰、大腿痛麻放射至小腿外侧及足面，踝关节易扭伤。

L5~S1①：腰、腿痛麻放射至小腿后侧及足跟，脚踝肿痛，下肢及足怕冷。

中医刁氏脊柱病症状归椎自我诊断图

注①："S"是骶椎英文Sacral vertebra的简写，S1指第一骶椎。

腰骶椎出现问题时的习惯动作

平时我们在判断自己的腰椎是否有问题时，不要单纯地把腰疼作为依据，也可以通过以下几点腰骶椎出现问题时的习惯动作，来判断自己的腰部是否出现了问题。

 习惯用一侧

提东西时总是用一侧手提或抱，用另一侧提抱会觉得不习惯。不光是手部动作如此，如果仔细观察，会发现鞋底总是一侧比另一侧磨损得厉害。

 两条腿长短不一

站立做稍息动作时，觉得最自然的姿势中，支撑体重的一条腿常常会比伸出去的腿要稍微短一点、粗壮一些。一般坐着时习惯跷二郎腿，就是觉得抬起重的这条腿常常放在另一条腿上，用其他姿势反而觉得别扭，向前迈步时常常是这条腿后迈。

 裤腿不一般长

单腿跳时，总是一条腿比另一条腿要灵活得多。甚至穿裤子的时候，有时感觉一条腿的裤腿比另一条裤腿好像长一些。

简单判断腰椎是否有问题的方法

俯卧在床上，面部朝下（不要向左看或向右看），让身体放松，并保持直线，这时让家人把你的双足对称地向中间并齐，看你的足跟或足内踝最高点是否对齐，就会发现两条腿的差别。一般在1厘米以内的差别，在行走时不会表现出来，自己一般也感觉不到。如果自己能感觉到两腿的差别，说明差别比较明显。两条腿长短不一，表示腰椎出现了问题。

 腰椎不适怎么办

腰椎不适者平时应注意保持正确的坐姿。正确的坐姿应是上身挺直、收腹，久坐后宜每隔40分钟左右活动一下，如做做扩胸运动、向后仰腰等。

急性腰扭伤的按摩疗法

腰部在活动时，超过了正常范围；或负荷过重，使支持韧带的部分纤维突然撕裂；或腰椎小关节错缝、滑膜嵌顿，称为急性腰扭伤。出现轻度腰扭伤，可通过按摩来缓解，有助舒筋活络，缓解疼痛。

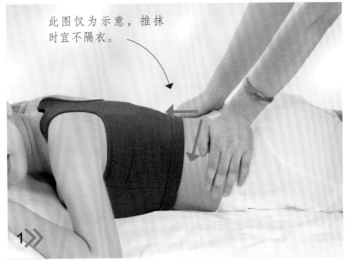

此图仅为示意，推抹时宜不隔衣。

1 »

患者俯卧在床上，按摩者将双手手掌互相摩擦发热后紧贴在患者腰椎的两侧，再从上往下反复推抹 30~50 次，至其皮肤出现潮红、温度升高为佳。

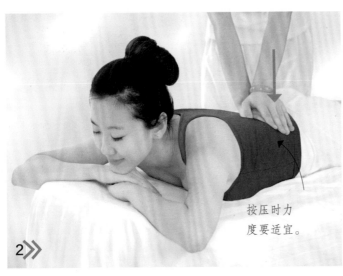

按压时力度要适宜。

2 »

按摩者双手手掌重叠在一起，放在患者腰骶关节处向下按压 30~50 次，以缓解肌肉痉挛。

3

患者取俯卧位，按摩者用双手拇指指腹顺着患者腰椎两侧肌肉的压痛点逐个按揉 1~2 分钟；并依次点按肾俞穴、大肠俞穴、腰阳关穴各 30~50 次。

此图仅为示意图，正式操作时宜采取俯卧位。

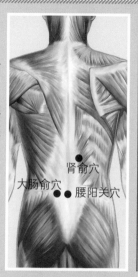

肾俞穴

大肠俞穴

腰阳关穴

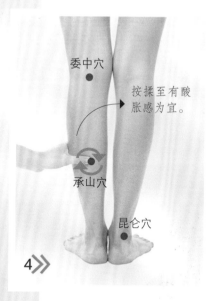

委中穴

按揉至有酸胀感为宜。

承山穴

昆仑穴

4

按揉下肢的委中穴、承山穴、昆仑穴各 30~50 次，以此舒缓患者腿部的痉挛。

腰骶部穴位

肾俞穴： 在脊柱区，第 2 腰椎棘突下，后正中线旁开 1.5 寸。

大肠俞穴： 在脊柱区，第 4 腰椎棘突下，后正中线旁开 1.5 寸。

腰阳关穴： 在脊柱区，第 4 腰椎棘突下凹陷中，后正中线上。

肾俞穴

大肠俞穴　腰阳关穴

腿、踝部穴位

委中穴： 在膝后区，腘横纹中点。

承山穴： 在小腿后区，腓肠肌两肌腹与肌腱交角处。

昆仑穴： 在踝区，外踝尖与跟腱之间的凹陷中。

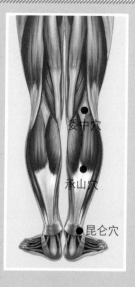

委中穴

承山穴

昆仑穴

慢性腰肌劳损的按摩疗法

任大夫小贴士

■/// 慢性腰肌劳损

■/// 共需约25分钟

▨/// 1天1次

■/// 7天1疗程

也可配合
热敷疗法

慢性腰肌劳损在临床上较为常见，大多没有明显的外伤，除腰痛外，一般没有更多的症状。有时腰骶部痛，排除器质性病变，其特点与腰肌劳损类似，治疗原理属于同一类。腰部一侧或两侧酸痛、沉重，工作时间过久或单一姿势过久则疼痛加剧。除了要改变姿势外，配合按摩疗法往往会有不错的疗效。

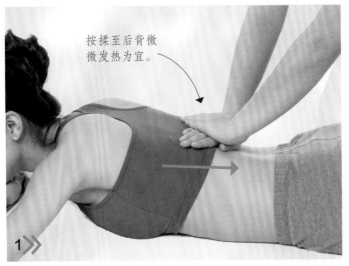

按揉至后背微微发热为宜。

患者取俯卧位，按摩者用手掌的根部，沿患者腰部两侧足太阳膀胱经的循行路线，从上向下、由轻渐重，一直按至腰骶部位处，共3~5分钟。

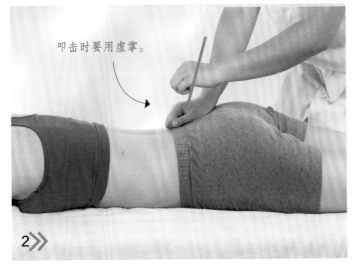

叩击时要用虚掌。

双手呈半握拳状，用拳掌面，或使用竹片、桑枝棒等工具，轻轻拍打、叩击患者的腰部及骶部30~50次。

3 ≫

按摩者用拇指指腹，依次点揉患者腰部和骶部的肾俞穴、大肠俞穴、腰阳关穴、八髎穴①各1~2分钟。以穴位处出现酸、胀、麻、重的感觉为宜。也可用掌根从肾俞穴处向下擦至下髎穴处。

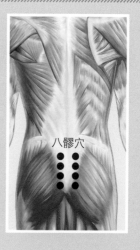

抖动时幅度不宜过大。

4 ≫

按摩者握住患者小腿下端的两个踝关节，用力向下牵拉，并快速抖动，反复进行30~50次。

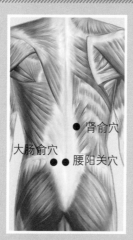

肾俞穴
大肠俞穴
腰阳关穴
上髎穴
次髎穴
中髎穴
下髎穴

按揉至后背微微发热为宜。

■/// **腰背部穴位**

肾俞穴： 在脊柱区，第2腰椎棘突下，后正中线旁开1.5寸。

大肠俞穴： 在脊柱区，第4腰椎棘突下，后正中线旁开1.5寸。

腰阳关穴： 在脊柱区，第4腰椎棘突下凹陷中，后正中线上。

肾俞穴
大肠俞穴
腰阳关穴

■/// **骶区穴位**

八髎穴： 在骶区，正对第1、2、3、4骶后孔中。

八髎穴

注①：八髎穴，即上髎穴、次髎穴、中髎穴、下髎穴，对称分布在身体两侧，一名两穴，共八个穴位。

腰椎间盘突出症的按摩疗法

腰椎间盘突出症属于不可逆的腰部损伤之一，一般 40 岁以上的患者较为多见。当突出的椎间盘压迫神经、脊髓，就会引起临床典型症状，称为腰椎间盘突出症。按摩腰部及下肢的穴位，有助于缓解疼痛，减轻不适。

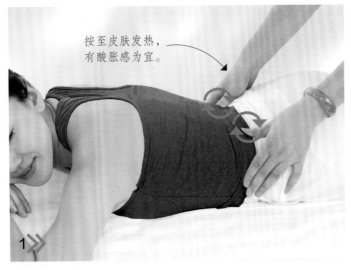

按至皮肤发热，有酸胀感为宜。

患者取俯卧位，按摩者用手掌的根部，沿腰部两侧足太阳膀胱经的循行路线，从上到下、由轻渐重，一直按揉至腰骶部，共 3~5 分钟。

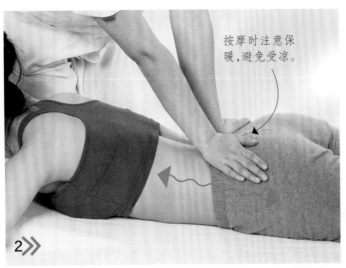

按摩时注意保暖，避免受凉。

按摩者双手呈拳状，沿着腰椎的两侧有节奏地敲打叩击，一直到腰骶关节处，共 3~5 分钟。或者将双手手掌搓热，掌面直接贴在患者腰椎的两边，上下来回摩擦 30~50 次。

3 ≫

按摩者用拇指指腹，依次点揉患者腰骶部的肾俞穴、腰阳关穴、腰宜穴、环跳穴各1~2分钟。以穴位处出现酸、胀、麻、重的感觉为宜。

图片仅为示意，实际操作时俯卧位更佳。

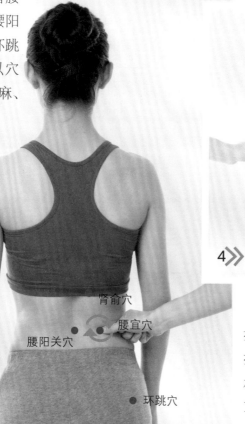

肾俞穴
腰宜穴
腰阳关穴
环跳穴

委中穴

按揉至有酸胀感为宜。

承山穴

昆仑穴

4 ≫

腰臀部手法完成后，按摩者用拇指指腹反复按揉膝后的委中穴，小腿的承山穴、脚踝的昆仑穴各1~2分钟。

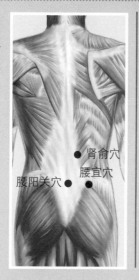

▨ 腰部穴位

肾俞穴： 在脊柱区，第2腰椎棘突下，后正中线旁开1.5寸。

腰阳关穴： 在脊柱区，第4腰椎棘突下凹陷中，后正中线上。

腰宜穴： 横平第4腰椎棘突下，后正中线旁开3寸。

肾俞穴
腰宜穴
腰阳关穴

▨ 臀、腿、踝部穴位

委中穴： 在膝后区，腘横纹中点。

承山穴： 在小腿后区，腓肠肌两肌腹与肌腱交角处。

昆仑穴： 在踝区，外踝尖与跟腱之间凹陷中。

环跳穴： 在臀区，股骨大转子最高点与骶管裂孔连线上的外1/3与内2/3交点处。

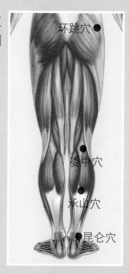

环跳穴
委中穴
承山穴
昆仑穴

腰椎管狭窄症的按摩疗法

任大夫小贴士

▰//// 腰椎管狭窄症

▰//// 共需约 25 分钟

▰//// 1 天 1 次

▰//// 10 天 1 疗程

按摩时

要注意有无异常反应

腰椎管狭窄症引起的腰痛多为反复发作，病史较长，行走一段时间后可出现下肢疼痛、麻木无力等异常，但休息片刻后症状又会得到缓解，主要呈现间歇性跛行发作的特点。按摩治疗腰椎管狭窄症的目的是活血舒筋、疏散瘀血、松解粘连，使症状得到缓解。常用手法为按揉法、拿法、搓法、擦法以及下肢屈伸的被动运动。

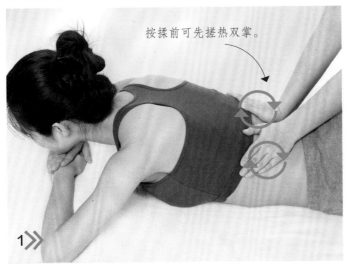

按揉前可先搓热双掌。

患者取俯卧位，按摩者用手掌的根部，沿腰部两侧足太阳膀胱经的循行路线，从上向下、由轻渐重，一直按揉至腰骶部，共 3~5 分钟。

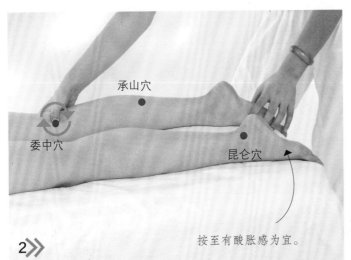

承山穴

委中穴

昆仑穴

按至有酸胀感为宜。

患者取俯卧位，按摩者用手掌的大小鱼际或拇指的指端，依次按揉腿部的委中穴、承山穴、昆仑穴各 1~2 分钟。

3》

按摩者用双手拇指的指腹，依次点揉患者腰部和骶部的肾俞穴、大肠俞穴、秩边穴各1~2分钟。以穴位处出现酸、胀、麻、重的感觉为宜。

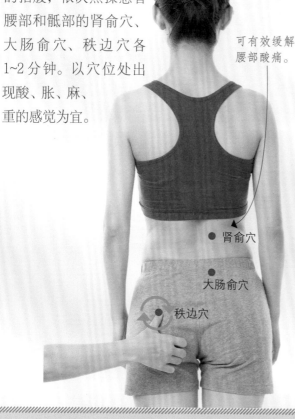

可有效缓解腰部酸痛。

● 肾俞穴

● 大肠俞穴

秩边穴

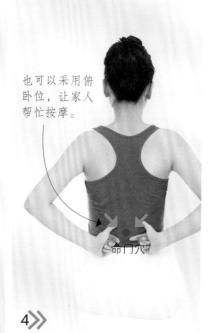

也可以采用俯卧位，让家人帮忙按摩。

命门穴

4》

患者正坐，用自己双手的拇指和食指相对将脊柱正中的皮肤夹住，从与脐眼相对的命门穴开始往下捏，捏一下，松一下，直至尾椎，共3~5分钟。

▨/// 腰部穴位

肾俞穴：在脊柱区，第2腰椎棘突下，后正中线旁开1.5寸。

命门穴：在脊柱区，第2腰椎棘突下凹陷中，后正中线上。

大肠俞穴：在脊柱区，第4腰椎棘突下，后正中线旁开1.5寸。

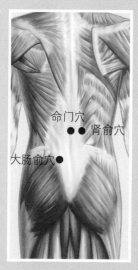

命门穴 ● ● 肾俞穴

大肠俞穴 ●

▨/// 臀、腿、踝部穴位

委中穴：在膝后区，腘横纹中点。

承山穴：在小腿后区，腓肠肌两肌腹与肌腱交角处。

昆仑穴：在踝区，外踝尖与跟腱之间的凹陷中。

秩边穴：在骶区，横平第4骶后孔，骶正中嵴旁开3寸。

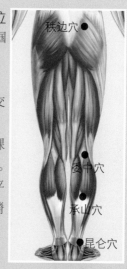

秩边穴 ●

委中穴

承山穴

● 昆仑穴

腰椎滑脱症的按摩疗法

腰椎滑脱症可引起腰骶部、臀部及腰部疼痛、牵涉痛，伴有沉重麻木，一般能从事简单轻微劳动，站立、行走、腰部变动体位、过度运动或负重时加重，稍休息后症状减轻或消失。本症多发于中年以上女性，以第 4、5 腰椎最多见。穴位按摩和功能锻炼是防治腰椎滑脱症的重要方法。

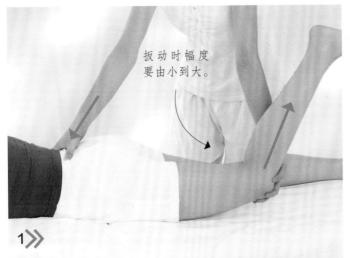

扳动时幅度
要由小到大。

1》 患者俯卧，按摩者一只手托起患者膝部缓缓向上提，另一只手紧压在腰部，当腿上提到最大限度时，两手向相反方向轻轻扳动。操作 3~5 分钟。

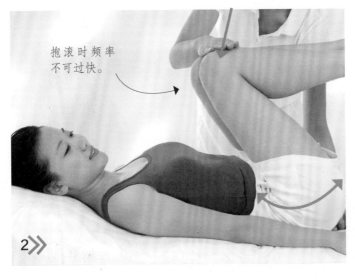

抱滚时频率
不可过快。

2》 患者仰卧，屈髋屈膝。按摩者一手压其膝部向胸前靠拢，另一只手抱住患者臀部，如此反复抱滚 30~50 次。

3▶▶

患者仰卧，按摩者用双手握住患者双脚，使双膝屈曲向头部推动，以身体屈曲、臀部离开床为宜。

反复进行30~50次。

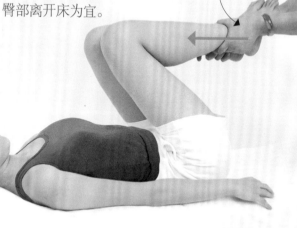

▨/// 腰背部穴位

脾俞穴： 在脊柱区，第11胸椎棘突下，后正中线旁开1.5寸。

肾俞穴： 在脊柱区，第2腰椎棘突下，后正中线旁开1.5寸。

气海俞穴： 在脊柱区，第3腰椎棘突下，正中线旁开1.5寸。

大肠俞穴： 在脊柱区，第4腰椎棘突下，后正中线旁开1.5寸。

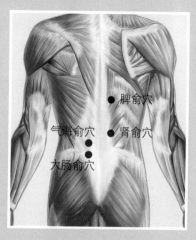

▨/// 腰骶部穴位

志室穴： 在腰区，第2腰椎棘突下，后正中线旁开3寸。

秩边穴： 在骶区，横平第4骶后孔，骶正中嵴旁开3寸。

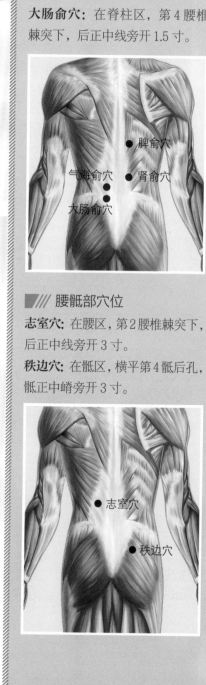

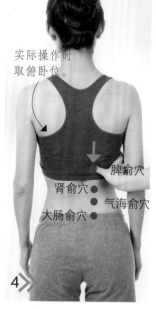

实际操作时取俯卧位。

脾俞穴
肾俞穴
气海俞穴
大肠俞穴

4▶▶

患者俯卧，按摩者用手掌或手指从上向下推按脾俞穴、肾俞穴、气海俞穴至大肠俞穴3~5分钟。

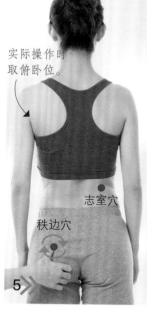

实际操作时取俯卧位。

志室穴
秩边穴

5▶▶

患者俯卧，按摩者站在一侧，轻轻按揉志室穴、秩边穴各1~2分钟。

梨状肌综合征的按摩疗法

梨状肌综合征以坐骨神经痛为主要表现，患者的疼痛大多从臀部经大腿后方，向小腿和足部放射，随着疼痛的加剧，甚至会影响行走能力。有梨状肌综合征的患者常常因为害怕疼痛而减少活动，这样做并不利于疾病的康复治疗，尤其是患侧下肢的锻炼更为必要。另外，按摩也是缓解疼痛的好方法。

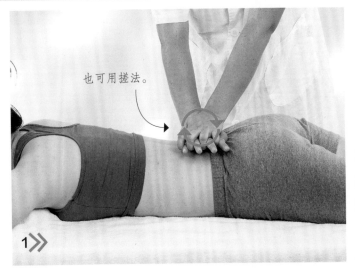

也可用搓法。

1 >>

患者取俯卧位，按摩者站其身旁，用掌根按揉患者腰部、臀部的疼痛处，力度由小到大，以局部肌肉放松为主，反复按摩 3~5 分钟。

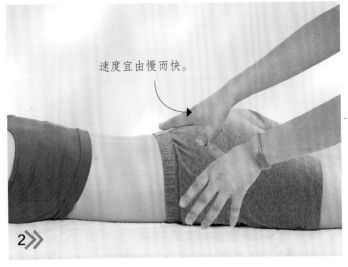

速度宜由慢而快。

2 >>

患者取俯卧位，按摩者站其身旁，在患者的梨状肌的体表投影区，用双手由外向内弹拨 5~10 次，力度要重，以患者能耐受为宜。

3▶▶

患者取俯卧位，按摩者用拇指指腹依次按揉患者的环跳穴、承扶穴、殷门穴、委中穴、承山穴各1~2分钟，力度适中，以患者耐受为宜。

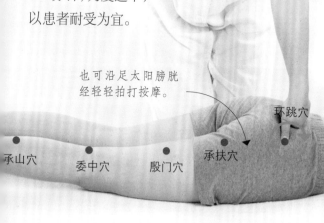

也可沿足太阳膀胱经轻轻拍打按摩。

环跳穴

承山穴　委中穴　殷门穴　承扶穴

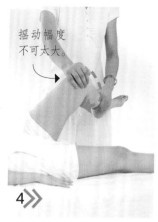

摇动幅度不可太大。

4▶▶

患者取仰卧位，按摩者站在其患侧，一手扶患侧膝盖，另一手扶患侧踝部，顺时针、逆时针各摇动3次。

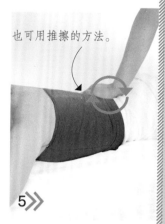

也可用推擦的方法。

5▶▶

患者取俯卧位，按摩者用掌根在其患处按揉3~5分钟，以局部感到发热、舒适为宜。

▣/// 臀部穴位

环跳穴： 在臀区，股骨大转子最高点与骶管裂孔连线上的外1/3与内2/3交点处。

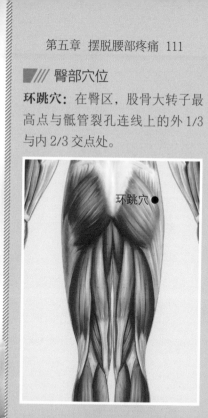

环跳穴

▣/// 臀部、腿部穴位

承扶穴： 在股后区，臀沟的中点。
殷门穴： 在股后区，臀沟下6寸，股二头肌与半腱肌之间。
委中穴： 在膝后区，腘横纹中点。
承山穴： 在小腿后区，腓肠肌两肌腹与肌腱交角处。

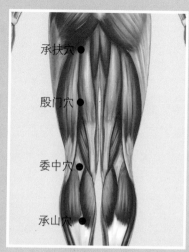

承扶穴

殷门穴

委中穴

承山穴

强直性脊柱炎的按摩疗法

强直性脊柱炎多发于青少年，最常见的病变是骶髂关节病变，致残率较高。早期常有下背痛和晨起僵硬，活动后减轻。开始时疼痛为间歇性，数月、数年后发展为持续性，之后炎症疼痛消失，脊柱由下而上部分或全部强直，出现驼背畸形。强直性脊柱炎患者通过按摩，可以起到减轻疼痛、预防畸形的作用。

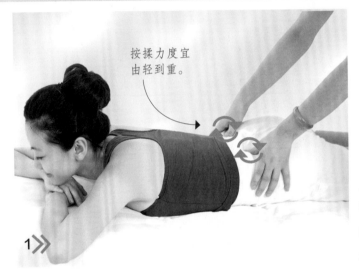

按揉力度宜由轻到重。

按摩者用按揉法在患者的腰骶部两侧的骶髂关节处，反复按摩 3~5 分钟，以皮肤感到温热为宜。

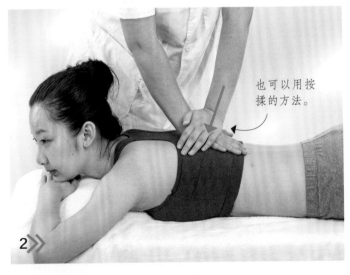

也可以用按揉的方法。

按摩者双手交叠，按压患者背部的足太阳膀胱经上的穴位以及夹脊穴 3~5 分钟，力度适中，以患者耐受为宜。

3

沿着脊柱两侧，由上向下按揉大椎穴、身柱穴、至阳穴、命门穴、腰阳关穴，手法由轻到重，反复按揉3~5分钟。

大椎穴

身柱穴

至阳穴

也可采取捏脊疗法。

● 命门穴

● 腰阳关穴

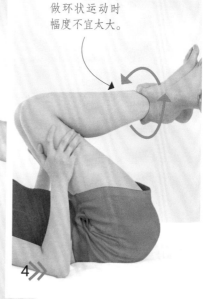

做环状运动时幅度不宜太大。

4

患者仰卧，双脚并拢，双膝弯曲。按摩者用双手握住患者的踝关节，屈其双膝贴近胸前，然后做环状运动3~5分钟。

▰/// 背部穴位

夹脊穴：在脊柱区，第1胸椎至第5腰椎棘突下两侧，后正中线旁开0.5寸，一侧17个穴位。

大椎穴：在脊柱区，第7颈椎棘突下凹陷中，后正中线上。

身柱穴：在脊柱区，第3胸椎棘突下凹陷中，后正中线上。

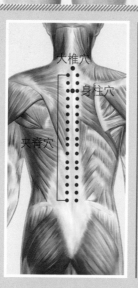

大椎穴

身柱穴

夹脊穴

▰/// 腰背部穴位

至阳穴：在脊柱区，第7胸椎棘突下凹陷中，后正中线上。

腰阳关穴：在脊柱区，第4腰椎棘突下凹陷中，后正中线上。

命门穴：在脊柱区，第2腰椎棘突下凹陷中，后正中线上。

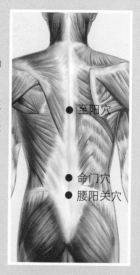

至阳穴

● 命门穴
● 腰阳关穴

用腰枕缓解腰部疼痛

将多种祛风除湿、温经通络、舒筋止痛的中草药经过精工炮制后做成腰枕，睡觉时枕着。由于人体腰部的压力和温度的作用，能促使药袋内药物的有效成分缓缓散发出来，渗透到腰部的皮肤和经穴，起到祛风除湿、活血化瘀、通络止痛的作用。

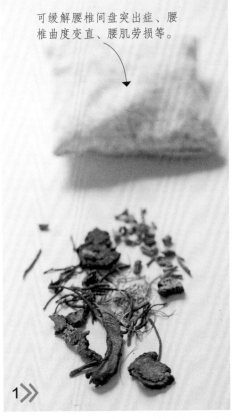

可缓解腰椎间盘突出症、腰椎曲度变直、腰肌劳损等。

1 ≫

羌活腰枕：羌活、威灵仙、细辛、千年健、独活、秦艽各100克。将以上6味中药粉碎，直接装入腰枕中。放在腰下枕着睡，也可以放在办公室椅子上用作靠背。

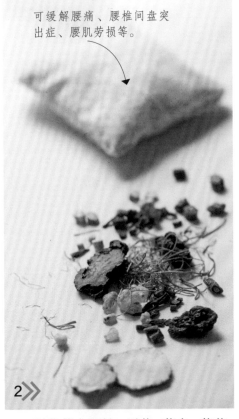

可缓解腰痛、腰椎间盘突出症、腰肌劳损等。

2 ≫

川芎草乌腰枕：川芎、草乌、黄芪、没药、乳香、石菖蒲、细辛、元胡、白芷、丹参、防风、葛根各50克。将以上12味药材粉碎，直接装入腰枕中。放在腰下枕着睡。

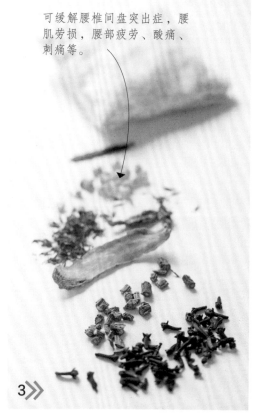

可缓解腰椎间盘突出症，腰肌劳损，腰部疲劳、酸痛、刺痛等。

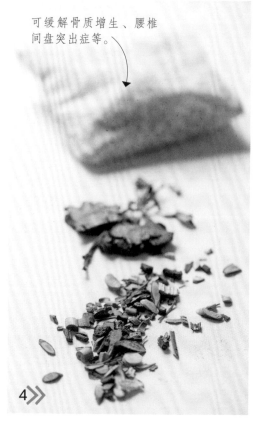

可缓解骨质增生、腰椎间盘突出症等。

红花天麻腰枕：红花、天麻、乳香、防风、葛根、丁香、薄荷各100克，血竭10克。将以上8味中药粉碎，直接装入腰枕中。放在腰下枕着睡，也可以放在办公室椅子上用作靠背。可活血散瘀、止痛消肿。

伸筋草腰枕：伸筋草、川芎、桂枝、青风藤各150克。将以上4味中药粉碎，直接装入腰枕中。放在腰下枕着睡，也可以放在办公室椅子上用作靠背。可促进腰部血液循环，缓解腰部疼痛。

///// 注意事项

1.对于老年人，建议尽量选择以坐位使用。

2.如果在睡眠时使用，建议不要选择太硬和太高的腰枕，以免加大腰椎的负担。

3.采取仰卧位使用腰枕，其承托力会更优于侧卧位。

4.腰部疾患严重的老人，最好在专业医生的指导下挑选腰枕。

六步腰椎保健操

6个小动作，保护腰椎健康

练习六步腰椎保健操前先做一下准备动作：自然站立，两脚分开，与肩同宽，两臂自然下垂，两眼向前平视，全身放松，均匀呼吸。

1. 风摆荷叶：站立，双臂呈一条水平线伸直，然后上下左右摇摆，带动腰部的运动。但千万要注意，摆动时不能只摆双臂，腰部也要相应地活动。

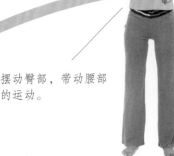

摆动臀部，带动腰部的运动。

做此练习时，要求**动作要缓慢**。

可重复进行数次。

6. 腰拱如桥：仰卧于床上，手臂放在身体两侧；随后以头、两肘尖、两足跟五点着床作为支撑，将腰部尽量向上顶起，使身体成一"拱桥"姿势，并停留5~10秒钟；然后，头、肘、足放平，腰部下降至床面，歇息片刻后，再继续运动数次。

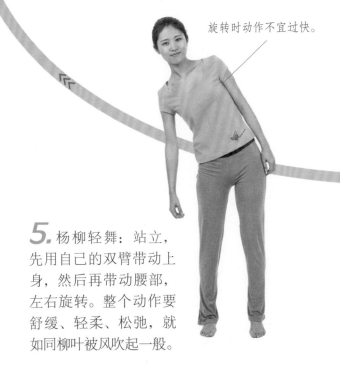

旋转时动作不宜过快。

5. 杨柳轻舞：站立，先用自己的双臂带动上身，然后再带动腰部，左右旋转。整个动作要舒缓、轻柔、松弛，就如同柳叶被风吹起一般。

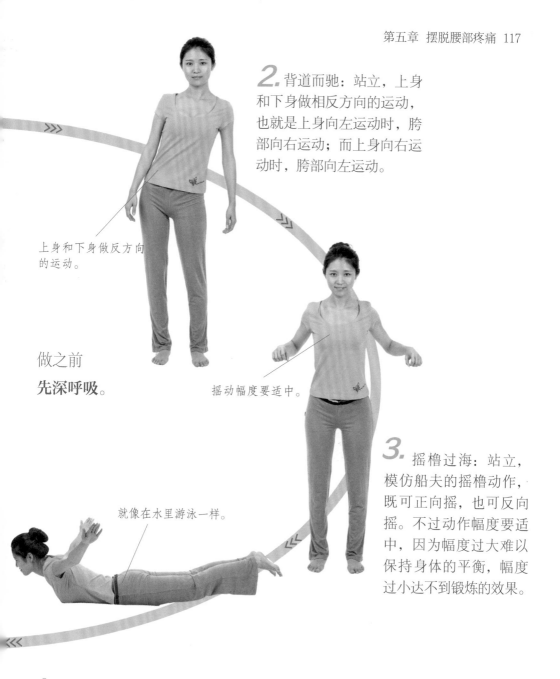

2. 背道而驰：站立，上身和下身做相反方向的运动，也就是上身向左运动时，胯部向右运动；而上身向右运动时，胯部向左运动。

上身和下身做反方向的运动。

做之前

先深呼吸。

摇动幅度要适中。

3. 摇橹过海：站立，模仿船夫的摇橹动作，既可正向摇，也可反向摇。不过动作幅度要适中，因为幅度过大难以保持身体的平衡，幅度过小达不到锻炼的效果。

就像在水里游泳一样。

4. 俯卧起飞：腹部俯卧着床，随后将头部和胸部抬起，手臂伸直向两侧展开，下肢并拢伸直向上抬。整个动作可停留5~10秒钟，然后头胸部、四肢放下，休息片刻后，再继续运动数次。

任大夫小提示
练习时用力要均匀、持续，切忌骤起骤停，以腰部肌肉有牵张、拉紧感为好。

缓解腰痛的拉筋操

伸腿拉筋，赶走腰部不适

腰痛的人非常适合做拉筋操，可伸展腰部，不但能放松此处的肌肉，也能改善不良姿势，避免腰痛加剧。

1. 伸直双腿坐着，然后将双手往前方伸直。此时脚背也可以绷直。

双手、双腿要尽可能地向前伸展。

左右侧交替进行。

用力宜均匀、持续，**每个动作保持 5~10 秒**。

6. 采取坐姿，其中一条腿弯曲立起来，再用双手将另一脚抬到这条腿的膝盖上，双手撑地，背部不要弯曲，保持直立。

腿部伸直，尽力张开，但注意不要拉伤。

5. 采取卧姿，将一侧下肢在髋关节处张开 90° 向旁边伸出，然后再换另一侧做同样动作。

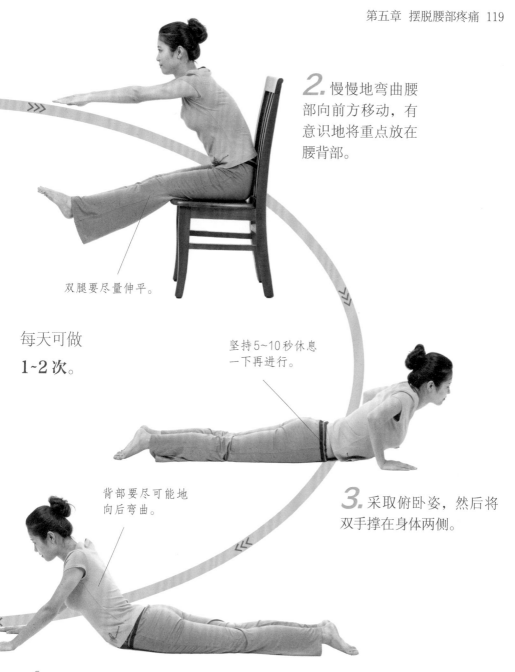

2. 慢慢地弯曲腰部向前方移动，有意识地将重点放在腰背部。

双腿要尽量伸平。

每天可做
1~2次。

坚持5~10秒休息一下再进行。

3. 采取俯卧姿，然后将双手撑在身体两侧。

背部要尽可能地向后弯曲。

4. 将双手撑在床上，伸直手臂，然后抬起上半身，让背部向后弯曲。

任大夫小提示
练习拉筋操前要做好热身准备，并且在做拉筋操的过程中，保持呼吸顺畅，自然呼吸，不要憋气，动作幅度尽力而为，避免幅度过大拉伤肌肉。

办公族腰椎保健操

扭腰摆胯，锻炼腰椎

大多数伏案办公的人，久坐后会出现腰腿疼痛、麻木、僵硬等症状。要避免长时间保持同一个姿势不动，适当锻炼，做些简单运动，伸伸腰、跺跺脚，都有助于缓解以上症状。

1. 两脚开立，与肩同宽，双手按腰肾部位，拇指向前，四指朝后。

饭后不宜立即进行。

可在连续工作
1~2 个小时后做。

手臂尽可能地向上撩。

6. 上身前倾，两膝稍屈，右手向右上方撩起。吸气，头颈向右上方转动，左手虚按右膝。停片刻，身体还原，呼气。

视线追随手指尖。

5. 上身前倾，两膝稍屈，左手向左上方撩起。吸气，头颈向左上方转动，右手虚按左膝。停片刻，身体还原，呼气。

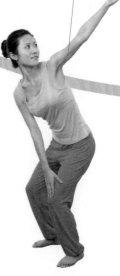

2. 腰胯按向左、向前、向右、向后的方向缓慢旋转一周，要尽可能地画大圈。身体还原站位，停留片刻。

要尽可能地画大圈。

每天可做
1~2 次。

可重复操作数次。

3. 腰胯按向右、向前、向左、向后的方向缓慢旋转一周，要尽可能地画大圈。身体还原站位，停留片刻。

身体尽可能地向前弯。

4. 两脚开立，与肩同宽，两手下垂，身体前倾，两膝稍屈。

任大夫小提示
做此练习时，动作要缓慢，用力均匀、持续，切忌骤起骤停，整套动作至少要达到10分钟。

睡前腰椎保健操

睡前锻炼，坚持才有效

　　睡前 10 分钟也是锻炼腰部的好时机。只要短短 10 分钟，不仅可以让劳累了一天的腰椎得到充分的放松和锻炼，还可以平衡身心，拥有高质量睡眠。

1. 侧卧抬腿：床上放一个抱枕，用侧腰部压在枕头上，一只手伸向前，另一只手放在身体的一侧，一条腿用力向上抬起。

保持此动作5~10秒。

不要在饭后

立即做此运动。

仰卧起坐不宜在饭后
立即进行。

4. 仰卧起坐：做完前面三步之后，可以让自己先平躺休息1~3 分钟，然后做 5~10 个仰卧起坐，结束练习。

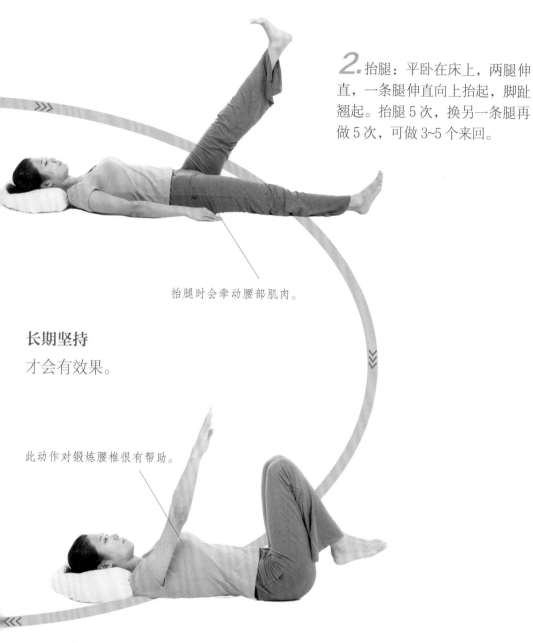

2.抬腿：平卧在床上，两腿伸直，一条腿伸直向上抬起，脚趾翘起。抬腿5次，换另一条腿再做5次，可做3~5个来回。

抬腿时会牵动腰部肌肉。

长期坚持

才会有效果。

此动作对锻炼腰椎很有帮助。

3.起坐，练不倒翁：躺在床上或地上，双腿并拢，膝部夹紧弯曲，与胸部成直角。手臂往前伸以保持平衡。先起身，再向后倒，像不倒翁一样重复动作，用腹肌来控制动作的完成。

任大夫小提示

练习时，要调整好呼吸，动作要稳而缓，不要过于剧烈，以免影响睡眠质量。

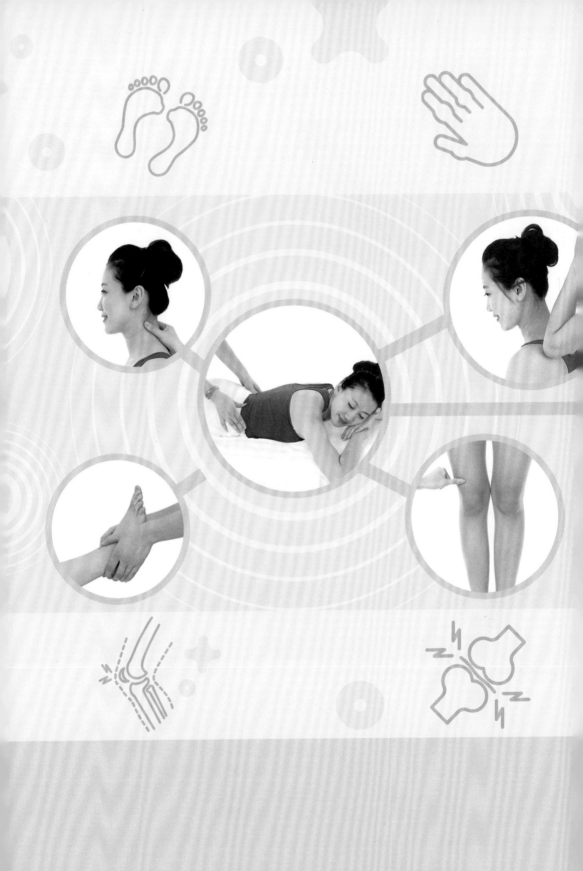

第六章
摆脱腿部疼痛

大部分运动都要用到腿部，腿部是很容易受伤的部位，比如"老寒腿"、小腿抽筋、跟腱痛等，均是腿部受伤后未护理好的后遗症。尤其夏天人们爱穿短裤，在寒冷的季节也不注意防寒保暖，很容易使寒气侵入身体。年轻时可能没什么感觉，隐患日积月累，当感到疼痛的时候就很难根治了，所以护腿要趁早。跟着本章一起学习，远离腿部疼痛吧！

认识腿部结构

　　腿和脚是人体血液循环功能最薄弱的地方。有些人常年腿脚无力，感觉腿脚发沉，迈不开脚步。一方面体内有大量的血液瘀积在下肢，无法很好地回流，造成双腿沉重；另一方面血液瘀积后造成心脏负担加重，心脏功能逐渐下降。所以保护好双腿非常重要，在人体双腿中，膝关节尤为重要。

膝部结构

　　膝关节是人体结构中较大、较复杂、所受杠杆力较强的一个关节，由股骨内、外侧髁和胫骨内、外侧髁以及髌骨构成，在承受几乎全部体重的同时还要担负起腿部的各种运动任务。

　　膝关节是很复杂的，连接着大腿骨（股骨）与小腿骨（胫骨和腓骨），其中胫骨承托着股骨，组成了胫股关节。在大腿骨与小腿骨的骨端都衬着一层软骨，在相对关节面之间垫有两块纤维软骨板，分别称为内侧半月板和外侧半月板。半月板外缘厚，与关节囊相连，内缘薄而游离。半月板下面平坦，上面凹陷，分别与胫骨、股骨的关节面相适应，增强了关节的稳固性，还可起缓冲作用。

　　日常生活中的站、走、跑、跳等多项活动都离不开膝关节的运动。由于膝关节具有特殊的半月板，因此它不仅是一个轴枢关节，而且也带有某些球窝关节的特征，即它不仅有屈曲、伸展运动功能，而且还有一定范围的旋转运动功能。

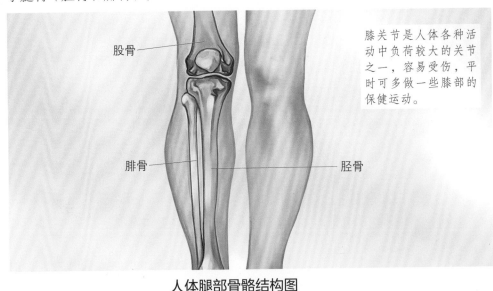

膝关节是人体各种活动中负荷较大的关节之一，容易受伤，平时可多做一些膝部的保健运动。

股骨

腓骨　　　　　　　　　胫骨

人体腿部骨骼结构图

中医为何称"膝为筋之府"

在《黄帝内经》的《素问·脉要精微论》中，明确地将膝称为"筋之府"，其中膝指的是膝关节，筋指的是现代医学中的肌肉、肌腱、韧带、筋膜等组织。这句话的意思就是，膝盖是筋的汇聚之处，这些筋的作用就是保护膝盖的稳定性。比如，在膝关节的前方有股四头肌延续而来的髌韧带，后方为半膜肌腱纤维形成的腘斜韧带，两侧还分布有内侧副韧带和外侧副韧带，在关节腔的内部，除了拥有半月板之外，在半月板的周边还拥有前后两条十字（交叉）韧带。

古人还说"大筋之会在于膝"，这些都并非随便一说，而是有着真凭实据的。也正因为膝关节是一个名副其实的"筋之府"，在它周围和内部，韧带、肌腱、软骨是最多的。膝关节本身的负重非常大，伸屈活动也比较多，非常容易受到损伤。所以，在临床上各种膝部伤筋的疾病，可以说是屡见不鲜，较常见的就有膝关节侧副韧带、十字（交叉）韧带、半月板、髌韧带、髌下脂肪垫损伤等病症。因此，养护好自己的膝盖非常重要。

困扰人们的"剧场腿"

有些爱爬山的人在下山的时候膝关节痛得厉害；有些人坐的时间长了，猛一下站起来膝关节也痛；有的人上楼的时候膝盖非常痛……像这些病痛的表现都属于同一类问题，在医学上称之为髌骨软化症，俗称"剧场腿"。"剧场腿"往往是在髌骨关节面或者髌骨的内侧位置痛。膝关节周围有很多韧带，当膝盖伸直时，髌骨实际位于股骨下端的前方；当膝盖弯曲时，髌骨会沿着大腿骨往下滑，髌骨与股骨构成的关节称为髌股关节。髌骨是沿着一个槽往下滑的，在滑动的过程中，髌骨很容易向槽的外侧有轻度的移位。髌骨一旦移位以后，就可能会引起一系列的疼痛。髌骨容易移位的原因有两个：一是髌骨外侧的软组织僵硬，另一个是髌股关节之间的磨损。所以，患有髌骨软化症的人平时不能做剧烈运动，更不能有猛烈的撞击，尤其是年长的老人。

怎样保护腿部

现代医学中的肌肉、肌腱、韧带、筋膜等，也就是中医上说的"筋"，其特点是"喜温恶寒"。"膝为筋之府"，因此，特别要注意腿部的保暖。尤其是老年人，机体自我调节能力和适应能力都较差，如果不注意下肢保暖，血管狭窄和硬化会更快。腿部保暖做得好，软骨的退化以及血管狭窄、硬化等问题才能更好地预防和减缓，腿疼的症状也才能有一定程度的缓解。

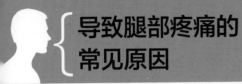

导致腿部疼痛的常见原因

有一些老年人腿疼的毛病已经持续了十几年，还有很多年轻人，时不时地也会出现腿疼的问题，在青少年和孕妇的身上，腿疼也很常见。由此可见，几乎每一类人群都可能被腿疼困扰过。那么腿疼是怎么回事？导致腿部疼痛的常见原因有哪些呢？

常穿高跟鞋

不少女性总是割舍不了对高跟鞋的钟爱，虽然它突出了女性的曲线美，但是也增加了腰骶角的度数和腰椎椎体向前滑脱的可能，很容易导致腰椎椎间关节错位；还可能会刺激到腰部神经，引起腰腿痛。另外，常穿高跟鞋还容易导致足弓渐渐下塌，形成扁平足，削弱足的负重功能。

久居阴冷、潮湿的环境

阴雨天气到来时，许多人常感到关节疼痛异常，这就是典型的风湿病症状。较长时间处于阴冷潮湿的环境中，人很容易患上风湿性关节炎，出现腿痛的情况。中医认为，因为天气变化、冷热交错，或者是久居潮湿阴冷的环境，外邪会直入关节筋骨而出现痹证。其中风寒湿痹是痹证的一种，是因为风、寒、湿三种邪气侵入了关节和筋骨，从而导致腿部疼痛异常。

长时间久坐

长时间久坐之后，腿部肌肉血液循环会受到很大的阻碍。这个时候会伴随阵痛，只是短暂性疼痛，不会持续太长的时间。不过这个问题也应该重视起来，久坐也会对腿有一定的损伤，对腰也是如此。所以在平时生活中应该避免久坐，适当做运动，促进血液循环。

身体缺钙

生活中，如果提起"刚刚腿抽筋了"，常会有人说"缺钙了"。那么，究竟为什么缺钙就会引起腿抽筋呢？人之所以有灵活自如的运动能力，肌肉的作用功不可没，而肌肉的兴奋与收缩离不开钙离子的作用。当血钙增高时，就可以抑制肌肉、神经的兴奋性，帮助肌肉放松；而血钙过低时，神经肌肉的兴奋性就会升高，骨骼肌就会出现疼痛、抽搐。所以许多中老年人经常出现腿部疼痛、肌肉抽痛，有相当一部分是由人体缺钙引起的。

另一方面，钙是人体中最多的矿物质，大部分集中在骨、齿组织中，所以钙对人体支架——骨骼的代谢和健康起着十分重要的作用。但问题是，随着人的年龄不断增长，体内激素水平逐渐下降，骨骼中的钙质也会随之慢慢地流失掉，这时候骨骼就会出现骨皮质变薄，骨小梁稀疏萎缩、松软脆弱，医学上将这种病理变化称为"骨质疏松"。特别是进入中老年时期以后，人体对钙的吸收明显减少，而排泄却在增加，更容易出现缺钙现象。

运动不当

运动是好事，但不当的运动也经常会造成身体酸痛，比如膝盖痛。膝关节是全身上下较薄弱、易受伤的一个部位，运动不当会让膝关节"没病锻炼出病来"。这是因为膝关节几乎得不到脂肪或肌肉的保护，跑、蹲、跳等动作都需要良好的膝关节功能才能完成，因运动不当导致的膝盖痛也是常见的现象。特别是老年人，因为年龄的原因，膝关节已处于逐渐老化的过程中，如果再运动不当，很容易造成伤痛。

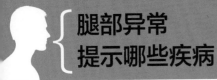

腿部异常
提示哪些疾病

腿疼是生活中再普遍不过的现象。有很多人对腿疼并不在意，也确实有一些腿疼即使不处理，在一段时间后也会缓解。但是腿疼这种表面现象，却并不像很多人想的那样简单，腿部异常疼痛可能是许多疾病的信号。

血管、神经传导功能异常

正常情况下，人体下肢的温度会维持在 36.5℃，这是非常健康的状态。如果发现腿部总是发凉，难以回暖，就要考虑血管、神经传导功能是否出现问题。因为腿部的温度来源于不停歇的血液循环，充足的血液流经下肢，腿部自然就不会发凉。所以一旦血管出现硬化、堵塞或者神经传导不好，下肢血液流量就会减少，从而导致双腿发凉。

代谢紊乱

腿部颜色明显加深要考虑代谢功能与下肢血管是否出现问题。因为一旦身体代谢不正常，就可能会影响血液循环。血液中代谢产物过多，在腿部血液无法通畅流动，这些代谢产物就会大量堆积在下肢，其表现就是腿部颜色加深。

肾病或下肢静脉疾病

很多人都有腿部水肿的经历，一般很快就能消肿了。但如果腿部水肿经久不消，可能是疾病性浮肿，应当引起重视，及早去医院就诊。心功能不全的心脏病患者，由于体循环障碍使得下肢静脉回心血量减少，可能会引发腿部水肿。患有急慢性肾炎或肾病综合征的患者，体内水钠会游离，再加上大量蛋白会从尿液中排出，产生低蛋白血症，也会导致腿部浮肿。下肢深静脉炎或下肢静脉瓣膜功能不全的人，血液静脉回流受到阻碍，也有可能出现腿部水肿的状况。此外，各种肝炎引起的肝硬化、甲状腺功能低下等都有可能引起腿部浮肿。

心梗或脑梗

腿部发麻分为两种，一种是正常的压迫发麻，一种则是病理性发麻。如果在确保没有久坐、久站等压迫腿部的情况下出现了腿麻，就要警惕是否为脑梗或心梗。一般脑梗会导致双腿频繁麻木，但麻木一段时间又会恢复；而心梗则会造成单侧腿部麻木，且具有持续性。因此，出现不正常的腿部麻木，一定要尽早去医院检查，早发现、早治疗。

冠心病、动脉粥样硬化

有些人偶尔腿部会有痉挛的情况，发作时疼痛难忍，甚至在半夜发作被疼醒，常见的发病部位是小腿和脚趾。这种情况可能是冠心病、动脉粥样硬化引起的，也有可能是雌性激素水平下降、骨质疏松导致的血钙水平下降、肌肉应激增加引起的痉挛，老年人应当注意此种情况。当然，腿部痉挛不一定是疾病，也有可能温度过低，寒冷刺激到了腿部；还有可能是休息不足、太过疲劳，使乳酸堆积；或是休息时间过长使血液循环减慢等。

血栓或腰椎间盘突出

腿部疼痛也分为多种情况。小腿腓部肌肉疼痛和压痛有可能是静脉血栓形成的表现，腿部静脉血栓的早期治疗是比较容易的，也不容易留下后遗症，少数患者的血栓会向上蔓延，栓塞于左右肺动脉主干，可造成大片肺栓塞；或是最终发展成慢性下肢静脉功能不全，甚至发生静脉瘀积性溃疡，造成肢体一定程度的病症，中老年人和肥胖者应特别注意预防。

还有的人，有时大腿根部会有针刺样的疼痛，这种症状的常见原因有两种，腰椎间盘突出或者大腿的局部炎症。这两种情况都是需要及时就医的，任其发展不可行，严重时可能会影响走路，还可能会造成腿部萎缩，影响腿部功能。

腿部
多发病变

人体腿部分布着很多血管，包括主干动脉和很多的侧支。当主干有狭窄、瘀滞或者闭塞时，血液流通就会不畅，导致堵塞，从而引起下肢血管缺血，一旦缺血就会出现疼、麻、凉等一系列相关的症状。常见的腿部病变主要有以下几种。

膝关节骨性关节炎

该病发病缓慢，多见于中老年肥胖女性，往往有劳累史。膝关节活动时疼痛加重，其特点是初起疼痛为阵发性，后为持续性，劳累及夜间更甚，上下楼梯疼痛明显，膝关节活动受限，甚则跛行。极少数患者可出现膝关节交锁现象或膝关节积液，关节活动时可有弹响、摩擦音，部分患者关节肿胀，日久可见关节畸形。

髌骨软化症

膝部直接外伤可引起髌骨软骨或骨软骨骨折，或因多次损伤，如运动伤，引起软骨退行性改变，软骨面粗糙，失去光泽，严重者软骨脱落，骨质暴露，其相对的股骨关节面也受到损伤，损伤部位多在髌骨中心。本病多发生于青壮年，且多有明显外伤史，或有慢性积累性小损伤，主要症状是膝关节髌骨后疼痛，轻重不一，一般平地走路症状不明显，在下蹲起立、上下楼、上下坡时，或走远路后疼痛加重。

风湿性膝关节炎

膝关节疼痛是风湿性膝关节炎主要的症状。典型的表现为对称性、游走性疼痛，并伴有红、肿、热的炎症表现。通常急性炎症症状持续2~4周消退，风湿性膝关节炎症状受气候变化影响较大，常在天气转冷或下雨前出现关节痛。

小腿抽筋

腿抽筋在医学上被称为腿痛性痉挛，表现为腿部一组或几组肌肉突然、剧烈、不自主地收缩。抽筋虽然仅持续几分钟，但是发作过后肌肉的不适感或触痛可以持续几个小时。

临床上多见的是老年人小腿腓肠肌（小腿肚子）抽筋，并且常发生于夜间熟睡时。其中大多数夜间腿抽筋属于特发性，特发性夜间腿抽筋是一个良性过程，故又称良性抽搐。所以，如果有腿抽筋现象，不必为此过分担忧，但是，也不应该不管不问，也有可能是由某种疾病或是某种药物的不良反应引起的，应该去看医生，并配合医生做适当的辅助检查，以便明确是否患有其他疾病，是否正在服用会引起腿抽筋的药物，是否存在钙摄入不足等。

足跟痛

足跟痛是一种症状，有很多原因可以引起，跟腱滑囊炎、跟腱止点撕裂伤、足底腱膜炎、跟下滑囊炎、跟骨下脂肪垫炎、跟骨骨骺炎等都可以引起足跟痛。老年人足跟部脂肪纤维常有不同程度的萎缩变薄，站立或行走的时候会出现足跟疼痛，肥胖的患者更加明显。还有一种就是小孩的足跟痛，主要由于小腿后方的肌群长期反复的收缩，使其发生慢性的劳损，从而导致缺血性坏死。

腿部健康自查

许多人出现下肢血管病，一开始没有症状或是症状轻微，随着病情发展、加重，患者逐渐出现间歇性跛行症状。再进一步发展，可能就会出现静息痛，尤其是晚间疼痛明显。平时在家可以做一些锻炼，来保护腿部，积极防治腿部疾患。

怎样保护双腿

许多人平时常感觉双腿酸软、无力，上下楼梯不便；走路时，感到膝关节僵硬，疼痛难忍；活动一会儿后疼痛消失，活动多了，疼痛又加重。有这些症状的人群，可根据自己的实际情况，进行以下关节保健锻炼。

1.注意腿部保暖，受凉会使病情加重。

2.起床前进行两膝关节的屈伸运动，锻炼一段时间，关节僵硬情况可明显缓解。

3.起床时或睡前，两膝跪在床上，练习跪坐。跪坐时要保持上身直立，膝关节弯曲，臀部尽量向下坐，要接触到脚跟部，以增加膝关节的屈伸范围。

4.下床后，手扶床栏杆做下蹲动作，然后再做直压腿动作。要坚持练习才有效果。

5.避免走太久的路，当膝盖感觉不舒服时就应尽快休息。

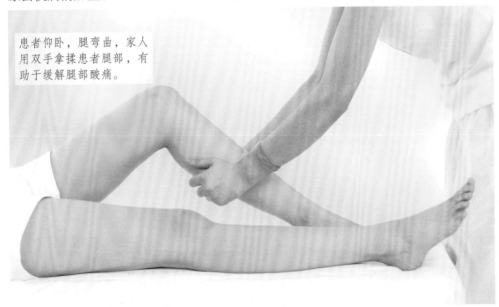

患者仰卧，腿弯曲，家人用双手拿揉患者腿部，有助于缓解腿部酸痛。

腿部血管病变检查

由于下肢血管病变的症状较为典型，也提示心脏、大脑等其他部位的血管健康状况，所以一旦出现下肢血管病变，很可能其他部位也已出现相应病变。在家可以做一些小测试，检查一下下肢血管的健康状况。

 摸足脉

人的足背正中最高点，轻轻摸，能感受到脉动。平时能摸到这个部位的脉搏，证明我们的动脉血一直通到了足背部，说明下肢血管通畅。但如果走一段距离之后，再摸，摸不到这个脉搏，可能已发生了不同程度的动脉血管狭窄。

 看颜色

平躺在床上，把双脚抬高至45°左右，保持60秒，然后观察自己的两条腿。如果有一条腿苍白，提示肢体供血不足。恢复正常坐姿，正常人大腿皮肤颜色10秒内会恢复正常。如果恢复时间超过45秒，就提示这条腿已经处于缺血状态。

 摸温度

感受两条腿的温度，可与其他人对比。如果自己的腿温度明显较低，则可能已出现下肢血管病变。也有症状较为明显的患者，两条腿温度不一致，这种情况说明较低温度的那条腿可能已出现血管病变。

增强腿部肌肉力量

静蹲是一种增强大腿肌肉力量的好方式。具体做法：后背靠墙，双足分开与肩同宽，向前伸，与身体保持40~50厘米的距离，小腿与地面垂直，大腿小腿之间夹角不要小于90°。保持这个姿势直到坚持不住后再休息，每天练习3~5次。

也可以仰卧在床上，直腿高抬15°左右，股四头肌收缩，使髌骨被拉紧固定。开始只能坚持几十秒钟至几分钟，练习一段时间后，逐步达到坚持10~15分钟，之后可在脚上放一些物品（如枕头），继续练习。每天2~3次。

 膝痛运动原则

中老年人膝痛，运动的原则是少负重，常运动，动静结合，交替并用，循序渐进，持之以恒。

膝关节骨性关节炎的按摩疗法

任大夫小贴士

▰▰/// 膝关节骨性关节炎

▰▰/// 共需约 25 分钟

▰/// 1 天 1 次

▰▰/// 7 天 1 疗程

按摩时

注意力度适中

膝关节骨性关节炎是指由于膝关节软骨变性、骨质增生而引起的一种慢性骨关节疾患，又称为膝关节增生性关节炎、退行性关节炎及骨性关节病等。本病多发生于中老年人，也可发生于青年人；可单侧发病，也可双侧发病。治疗膝关节骨性关节炎，除了要遵医嘱治疗外，还可以采取按摩的方法来辅助治疗。

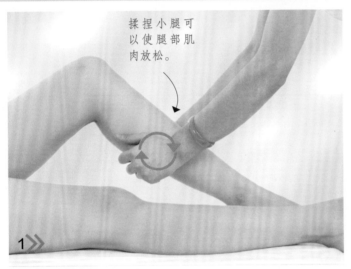

揉捏小腿可以使腿部肌肉放松。

患者仰卧，按摩者用拇指或其他手指的指腹，先按膝关节的疼痛部位，然后揉捏小腿 3~5 分钟，再做轻柔地旋转，以带动膝关节运动。

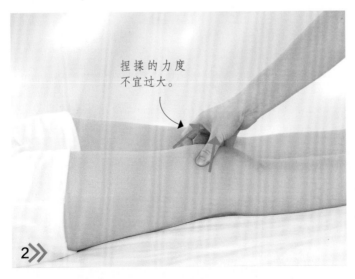

捏揉的力度不宜过大。

患者仰卧，按摩者将拇指与其他四指对合，从患者大腿的上端到膝关节下方，反复揉捏 3~5 分钟。

3▶

按摩者用拇指或食指、中指指腹，在患者膝关节的疼痛部位施行轻柔的点按手法，依次点按梁丘穴、犊鼻穴、阴陵泉穴各30~50次。

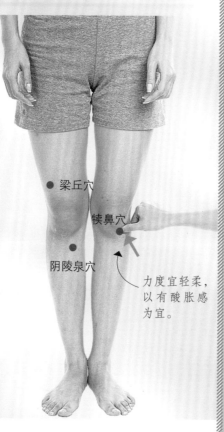

● 梁丘穴

犊鼻穴

阴陵泉穴

力度宜轻柔，以有酸胀感为宜。

▣///// 腿前部穴位

梁丘穴： 在股前区，髌底上2寸，股外侧肌与股直肌肌腱之间。

犊鼻穴： 在膝前区，髌韧带外侧凹陷中。

阴陵泉穴： 在小腿内侧，胫骨内侧髁下缘与胫骨内侧缘之间的凹陷中。

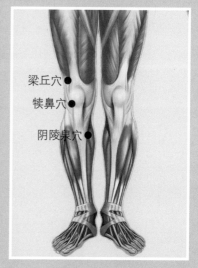

梁丘穴 ●

犊鼻穴 ●

阴陵泉穴 ●

▣///// 腿后部穴位

委中穴： 在膝后区，腘横纹中点。

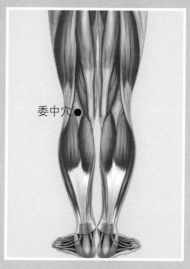

委中穴 ●

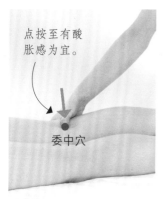

点按至有酸胀感为宜。

委中穴

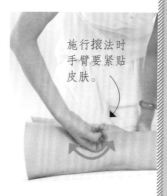

施行擦法时手臂要紧贴皮肤。

4▶

患者俯卧，按摩者先用拇指或食指、中指的指腹，在膝关节的疼痛部位，施行轻柔的点按手法；然后点按委中穴30~50次。

5▶

若患者膝部肿胀明显，在施行上述手法后，按摩者可用擦法在膝部肿胀处按摩3~5分钟。

髌骨软化症的按摩疗法

髌骨软化症即髌骨软骨软化症，又称髌骨软骨炎，是膝关节常见病，好发于青壮年，在运动员和体育爱好者中尤其多见，女性发病率较男性高。其主要病理变化是软骨的退行性改变，包括软骨肿胀、碎裂、脱落，最后股骨髁的对应部位也发生同样病变，发展为髌股关节骨性关节炎。治疗髌骨软骨软化症可以采取按摩的方法。

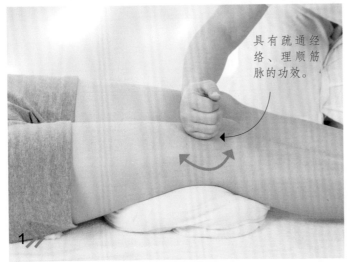

具有疏通经络、理顺筋脉的功效。

1

患者先取俯卧位，按摩者在其大腿下 1/3 至小腿上 1/3 处，以揉法按摩 1~2 分钟；然后让患者改为仰卧位，用枕头垫在其膝关节下，再用手半握拳，用小鱼际侧在膝关节及其周围按摩 1~2 分钟。

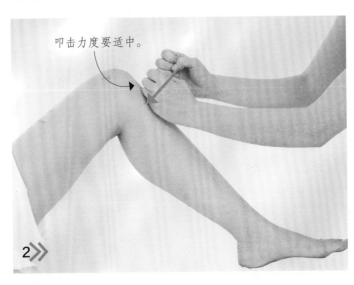

叩击力度要适中。

2

患者取仰卧位，按摩者用手掌的小鱼际，反复按揉、摩擦患者的髌骨两侧 30~50 次；接着，用手半握拳，轻叩髌骨的上下缘 3~5 分钟；然后，以手掌的掌面一按一松按压髌骨，并反复 3~5 次。

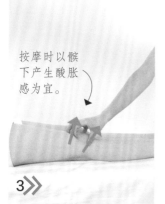

按摩时以髌下产生酸胀感为宜。

3

患者取仰卧位，按摩者拿捏住患者髌骨周缘，用力朝大腿和小腿方向进行上下按摩30~50次。

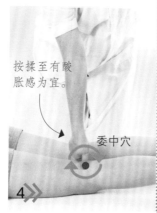

按揉至有酸胀感为宜。

委中穴

4

患者俯卧，膝关节屈曲，用拇指指腹按揉委中穴1~2分钟。

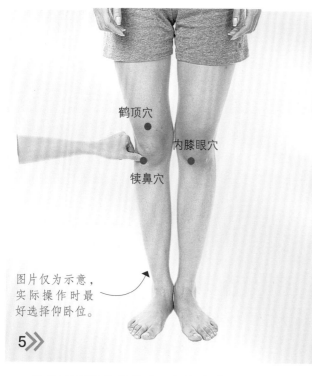

鹤顶穴

内膝眼穴

犊鼻穴

图片仅为示意，实际操作时最好选择仰卧位。

5

按摩者用拇指的指腹，按揉患者膝关节周围的鹤顶穴、内膝眼穴、犊鼻穴各1~2分钟。

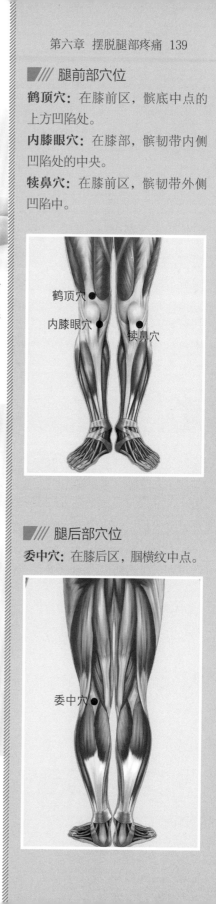

▮/// 腿前部穴位

鹤顶穴： 在膝前区，髌底中点的上方凹陷处。

内膝眼穴： 在膝部，髌韧带内侧凹陷处的中央。

犊鼻穴： 在膝前区，髌韧带外侧凹陷中。

鹤顶穴

内膝眼穴

犊鼻穴

▮/// 腿后部穴位

委中穴： 在膝后区，腘横纹中点。

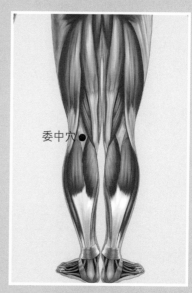

委中穴

风湿性膝关节炎的按摩疗法

风湿性膝关节炎是一种常见的急性或慢性结缔组织炎症。临床以关节和肌肉游走性酸楚、红肿、疼痛为特征。寒冷、潮湿等因素可诱发本病。下肢大关节如膝关节、踝关节最常受累。平时可以通过贴敷膏药、按摩来缓解疼痛。

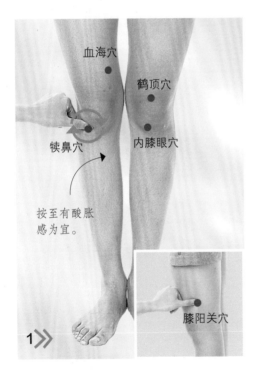

血海穴

鹤顶穴

犊鼻穴

内膝眼穴

按至有酸胀感为宜。

膝阳关穴

用拇指指腹按揉膝关节周围的血海穴、鹤顶穴、内膝眼穴、犊鼻穴、膝阳关穴各 1~2 分钟。

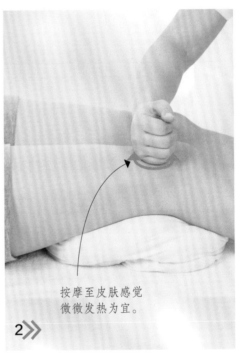

按摩至皮肤感觉微微发热为宜。

患者先取俯卧位，按摩者在其大腿下 1/3 至小腿上 1/3 处，以揉法按摩 1~2 分钟；然后，让患者改为仰卧位，用枕头垫在其膝关节下，再用手半握拳，用小鱼际侧在膝关节及其周围按摩 1~2 分钟。

3 ▶▶

患者取仰卧位，按摩者用手掌的小鱼际，反复摩擦患者的髌骨两侧30~50次；接着，用中间三指的指端，轻叩髌骨的上下缘3~5分钟；然后，以手掌的掌面一按一松按压髌骨，并反复3~5次。

叩击力度要适中。

按摩时力度不宜过大。

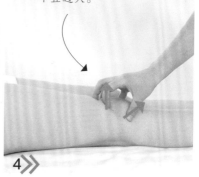

4 ▶▶

患者取仰卧位，按摩者以五指的指尖着力拿捏住髌骨周缘，用力朝大腿和小腿方向进行上下按摩30~50次。

■/// 腿前部穴位

血海穴： 在股前区，髌底内侧端上2寸，股内侧肌隆起处。

鹤顶穴： 在膝上部，髌底中点的上方凹陷处。

内膝眼穴： 在膝部，髌韧带内侧凹陷处的中央。

犊鼻穴： 在膝前区，髌韧带外侧凹陷中。

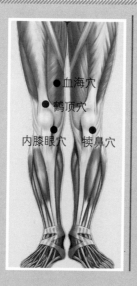

血海穴

鹤顶穴

内膝眼穴　犊鼻穴

■/// 腿侧穴位

膝阳关穴： 在膝部，股骨外上髁后上缘，股二头肌腱与髂胫束之间的凹陷中。

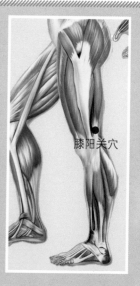

膝阳关穴

小腿抽筋的按摩疗法

任大夫小贴士

▨//// 小腿抽筋

▨//// 共需约15分钟

▨//// 1天1~2次

▨//// 5天1疗程

按摩时
要选择合适手法

抽筋学名为肌肉痉挛，是指肌肉突然、不自主的强直收缩的现象，会造成肌肉僵硬、疼痛难忍。人们常见的小腿抽筋其实是小腿肌肉痉挛，表现为小腿肌肉比如腓肠肌突然变得很硬，疼痛难忍，可持续几秒到数十秒钟之久。常见原因主要有寒冷刺激、肌肉连续收缩过快、出汗过多、疲劳过度和缺钙。平时适度按摩可缓解小腿抽筋。

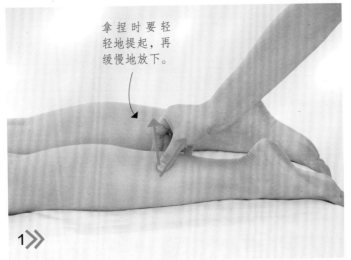

拿捏时要轻轻地提起，再缓慢地放下。

患者俯卧，按摩者可先将拇指与其余四指对合，用力拿捏患者整个小腿后侧的肌肉1~2分钟，以放松肌肉；随后强力按压发生痉挛的肌肉部位，有镇静神经、缓急止痛的作用。

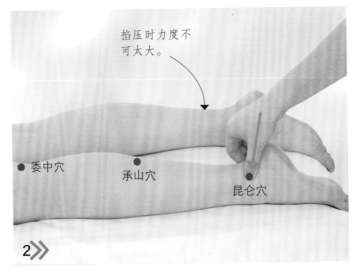

掐压时力度不可太大。

委中穴　承山穴　昆仑穴

用拇指的指尖，向下用力掐压委中穴、承山穴、昆仑穴各1~2分钟。

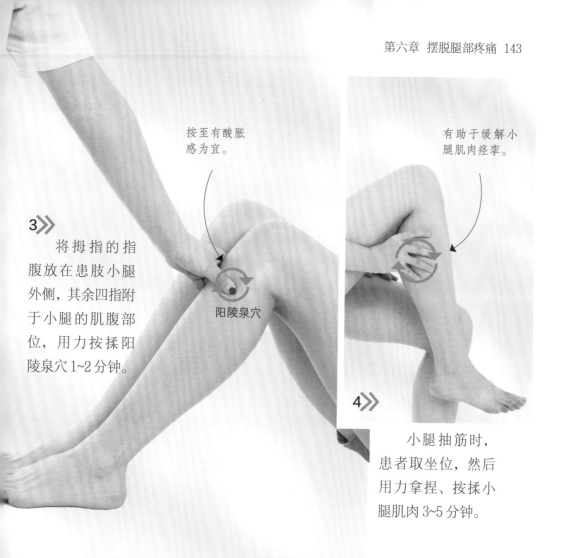

按至有酸胀感为宜。

有助于缓解小腿肌肉痉挛。

3▶▶ 将拇指的指腹放在患肢小腿外侧，其余四指附于小腿的肌腹部位，用力按揉阳陵泉穴1~2分钟。

阳陵泉穴

4▶▶ 小腿抽筋时，患者取坐位，然后用力拿捏、按揉小腿肌肉3~5分钟。

■▥ 腿侧穴位
阳陵泉穴： 在小腿外侧，腓骨头前下方凹陷中。

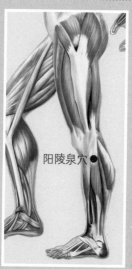

阳陵泉穴

■▥ 腿后、踝部穴位
委中穴： 在膝后区，腘横纹中点。
承山穴： 在小腿后区，腓肠肌两肌腹与肌腱交角处。
昆仑穴： 在踝区，外踝尖与跟腱之间的凹陷中。

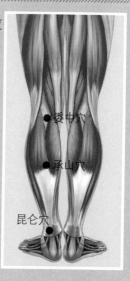

委中穴

承山穴

昆仑穴

足跟痛的按摩疗法

足跟痛指足跟一侧或两侧疼痛，不红不肿，行走不便，又称脚跟痛。该病是由于足跟的骨质、关节、滑囊、筋膜等处病变引起的疾病。常见的为跖筋膜炎，往往发生在久立或行走中，可由长期、慢性轻伤引起。治疗可采用手术、理疗、按摩及药物等方法。

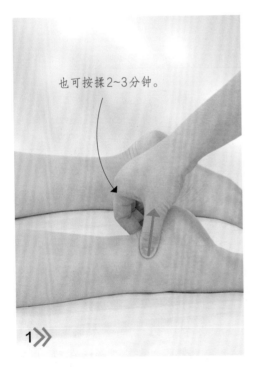

也可按揉2~3分钟。

1>>

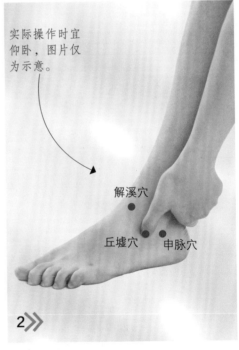

实际操作时宜仰卧，图片仅为示意。

解溪穴

丘墟穴　申脉穴

2>>

患者俯卧，全身放松，按摩者站在其身后，先用拇指与其他四指的指腹相对，从患者的小腿腓肠肌至跟骨底部，由上而下交替拿捏30~50次。

患者仰卧，全身放松，按摩者用拇指的指腹按揉患者申脉穴、丘墟穴、解溪穴各1~2分钟。

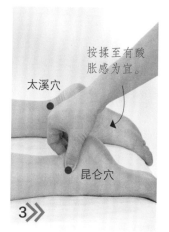

按揉至有酸胀感为宜。

太溪穴

昆仑穴

3 ▶▶

患者仰卧，按摩者站在其身后，用拇指的指腹，按揉患者脚踝附近的太溪穴、昆仑穴各1~2分钟。

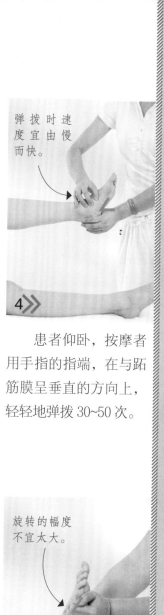

弹拨时速度宜由慢而快。

4 ▶▶

患者仰卧，按摩者用手指的指端，在与跖筋膜呈垂直的方向上，轻轻地弹拨30~50次。

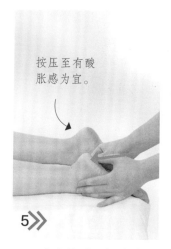

按压至有酸胀感为宜。

5 ▶▶

患者俯卧，按摩者将双手拇指的指腹重叠在一起，由后向前、从外向内，依次按压足跟部位1~2分钟，按压的力量可稍重。

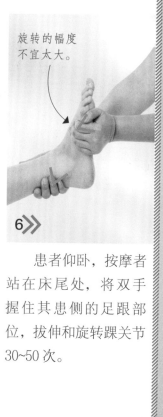

旋转的幅度不宜太大。

6 ▶▶

患者仰卧，按摩者站在床尾处，将双手握住其患侧的足跟部位，拔伸和旋转踝关节30~50次。

▋/// 踝部穴位

昆仑穴： 在踝区，外踝尖与跟腱之间的凹陷中。

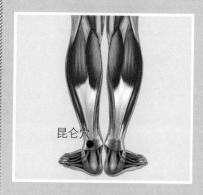

昆仑穴

▋/// 踝部穴位

申脉穴： 在踝区，外踝尖直下，外踝下缘与跟骨之间凹陷中。

丘墟穴： 在踝区，外踝的前下方，趾长伸肌腱的外侧凹陷中。

解溪穴： 在踝区，踝关节前面中央凹陷中，踇长伸肌腱与趾长伸肌腱之间。

太溪穴： 在踝区，内踝尖与跟腱之间的凹陷中。

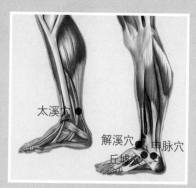

太溪穴

解溪穴　申脉穴

丘墟穴

熏蒸缓解膝部不适

任大夫小贴士

▰/// 独活细辛熏蒸法

▰/// 透骨草红花熏蒸法

▰/// 杜仲补骨脂熏蒸法

▰/// 骨碎补熏蒸法

根据自身情况
选择使用

采用中药熏蒸膝部的方法可以增加腿部血液循环和营养供应，加快清除腿部疼痛部位的代谢废物，能促进血瘀和水肿的消散，缓解腿部肌肉肿痛，对于腿疼、膝关节炎等都有显著的疗效。

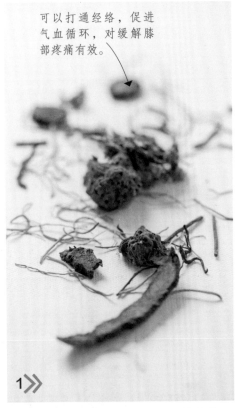

可以打通经络，促进气血循环，对缓解膝部疼痛有效。

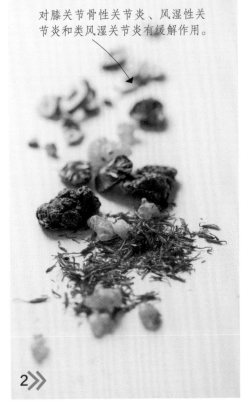

对膝关节骨性关节炎、风湿性关节炎和类风湿关节炎有缓解作用。

独活细辛熏蒸法：独活、伸筋草、艾叶、细辛、川乌、威灵仙各10克。把以上6味中药放在器具里，加水煮沸。找好合适的姿势，把膝部对准器具口，用蒸汽熏蒸约30分钟，注意避免烫伤。

透骨草红花熏蒸法：透骨草、红花、乳香、没药、牡丹皮各10克。把以上5味中药放在器具里，加水煮沸。找好合适的姿势，把膝部对准器具口，用蒸汽熏蒸约30分钟，注意避免烫伤。

治疗期间注意卧床休息。

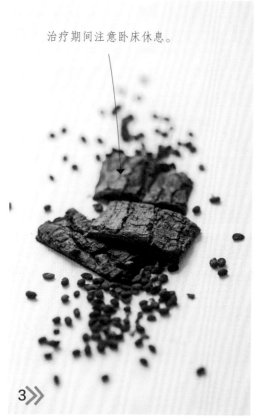

膝部不适时尽量避免重体力及负重劳动。

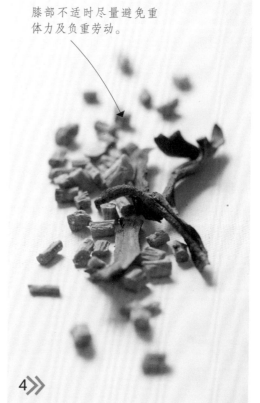

③ ≫

杜仲补骨脂熏蒸法：杜仲、补骨脂各50克。把以上2味中药放在器具里，加水煮沸。找好合适的姿势，把膝部对准器具口，用蒸汽熏蒸约30分钟，注意避免烫伤。

④ ≫

骨碎补熏蒸法：骨碎补、牛膝各50克。把以上2味中药放在器具里，加水煮沸。找好合适的姿势，把膝部对准器具口，用蒸汽熏蒸约30分钟，注意避免烫伤。

▮//// 注意事项

1.冬季熏蒸时，应注意保暖，夏季要避免风吹。熏蒸后皮肤血管扩张，血液循环旺盛，温热出汗，必须待汗解，穿好衣服后再外出，以免感受风寒，发生感冒。

2.熏蒸时应注意与药液保持一定的距离，以感觉皮肤温热舒适为宜，避免被蒸汽烫伤。

3.饭前、饭后半小时内不宜进行全身熏蒸。

4.熏蒸时若发现皮肤过敏，应立即停止熏蒸，并及时对症处理。

腿部保健操

踢腿甩腿，腿部更有力

　　腿部有疾病的患者可进行自我保养，辅助专业治疗。平时可以做一些腿部自我康复保健操，帮助缓解腿部不适。

1. 甩腿运动：一手扶墙，将一条腿的足尖向前、向上跷起，并向后甩动；在向后甩动时足尖用力向后，足背绷直；两腿可轮番后甩 3~5 分钟。

甩动时足尖要用力向后。

每天可以做 **1~2 次**。

站起时动作不可太猛，以防头晕。

4. 下蹲运动：双手平行，目光平视，收腹屏气；然后双腿弯曲，稍微分开，脚尖朝外，身体蹲下、站起，上下反复运动 5 分钟。

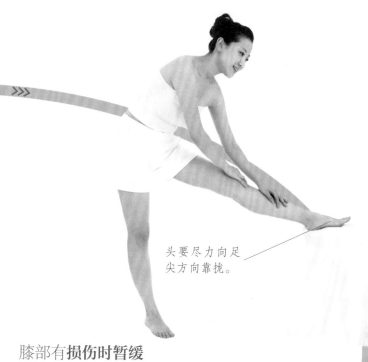

头要尽力向足尖方向靠拢。

2. 搁腿运动：先把一条腿搁至床头或桌凳上，并轻轻敲打；然后将下肢慢慢伸直，头部尽量向足尖方向靠拢；两腿可轮番前搁 3~5 分钟。

膝部有**损伤时暂缓**此运动。

扭转幅度可先小后大。

3. 扭膝运动：两足平行靠拢，双膝并拢，先屈膝微微下蹲，再将双手置放于膝盖之上。膝关节分别按照顺时针方向和逆时针方向，各扭转 5 分钟。

任大夫小提示

动作要缓慢、用力、均匀、持续，切忌骤起骤停，整套动作每次至少要达到 15 分钟。

膝部自我康复保健操

每天一练，保护膝盖

　　在我们全身的关节里，膝盖是非常容易受磨损的，因此需要做好自我保健。那么膝关节自我保健操怎么做呢？下面介绍一套膝关节自我保健操，一起来学学吧！

1. 先做热身运动，使身体伸展开，以免受伤。可以简单拉伸身体各个部位，也可以散步几分钟。

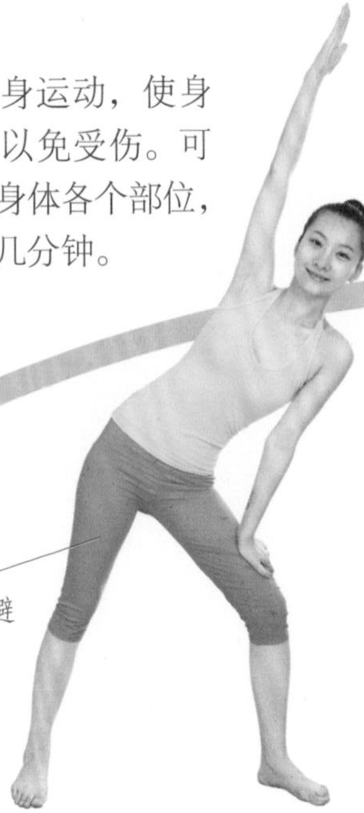

热身运动可让人们避免运动损伤。

坚持锻炼，

可每天或**隔天一次**。

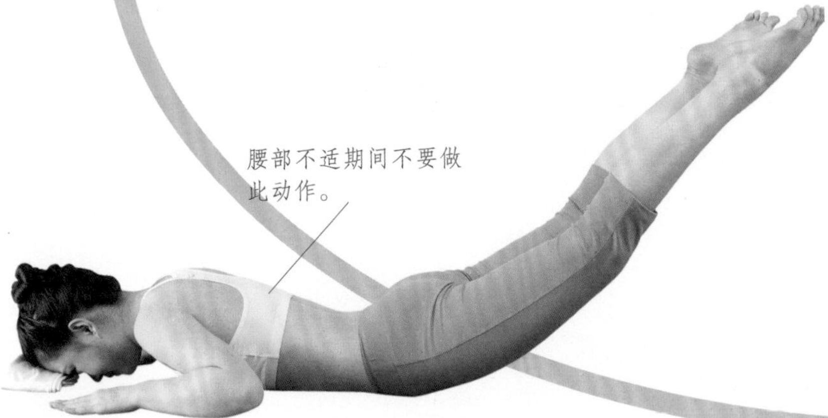

腰部不适期间不要做此动作。

4. 俯卧。收紧臀部、大腿和小腿后侧肌肉。两腿并拢抬起，保持3~5秒，放低，重复。做10~15次，休息一下。

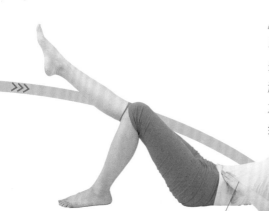

2. 膝关节不好的人，可以先从简单的动作开始。身体平躺；弯曲一条腿；另一条腿伸直抬起，达到屈起膝关节的高度，保持 3 秒。可以左右交替变换动作，共做 3 组，每组 10 次。

不宜在饭后立即做此动作。

每次至少

做 15 分钟。

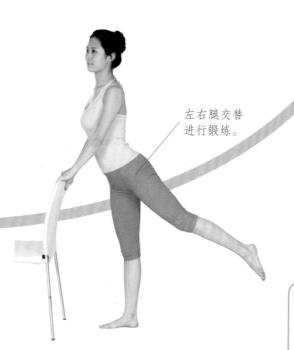

左右腿交替进行锻炼。

3. 面对椅背站立，手扶椅背。向后抬起一只脚，保持 3 秒。每天 3 组，每组 15 次。如果这个动作做起来太轻松了，可在踝关节增加重量，比如绑一瓶矿泉水，重量逐步增加。

任大夫小提示
动作宜缓慢匀速，每组之间要保持休息时间，及时更换汗湿的衣物，及时补充水分。

附录 10 个小动作，快速缓解颈肩腰腿疲劳

速度由慢到快。

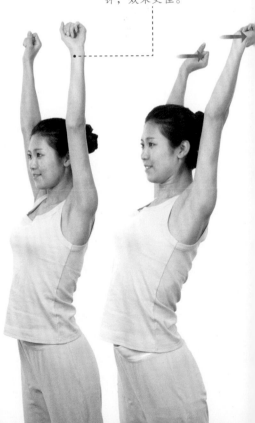

站起来伸懒腰1分钟，效果更佳。

1 蹬一蹬"自行车"

仰卧，双手放于身体两侧，手心朝下。双腿抬起，轮流向前蹬。操作3~5分钟。

2 工作间隙伸个懒腰放松肌肉

伸腰挺胸，双臂向上，向后方用力伸出3~5次。伸懒腰对上肢和躯干部乃至全身肌肉，都可起到一种反向牵拉的作用，使全身肌肉得到舒展、放松。对长期伏案工作的办公室一族尤为适宜。

3 顶天立地

　　取站位，两脚开立，十指交叉举于头上。十指交叉从前向下压，掌心向地，头颈前屈，双目下望。交替做4个8拍，十指保持交叉回到体前，回站位。

身体前抻，不仅可以舒缓颈部不适，还能伸展整个脊椎，使肌肉韧带更加强壮，对颈椎起到很好的固定作用。

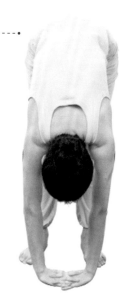

4 向上伸脖子

　　全身放松，抬头缓慢向上看天，要尽可能把脖子伸长到最大幅度，就像长颈鹿伸长脖子吃树叶那样，并将胸腹一起向上伸。将伸长的脖子慢慢向前、向下进行运动，身体要保持挺直，不能向前弯腰。每天做数遍，每遍重复3~4次。

伸展颈部时，颈部与身体在同一条直线上，身体不要向后倒。

向前伸时，肩膀不要向前耸，保持身体挺直。

向下伸时，身体始终保持挺直。

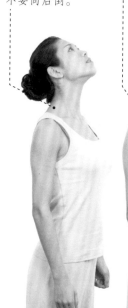
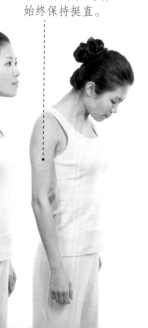

5 每天转身拍拍肩

　　左手掌拍右肩背，同时头尽量转向右侧至最大限度，右手向右后摆，随着旋腰向右侧；右手掌拍左肩背，头尽量转向左侧至最大限度，左手向左后摆，随着旋腰向左侧。两侧各反复拍打 4~6 次。

颈部旋转产生的咯吱声，是骨骼间的摩擦，时间长了会伤害颈部。用双手的力量与之相抗衡，避免了对颈部的伤害。

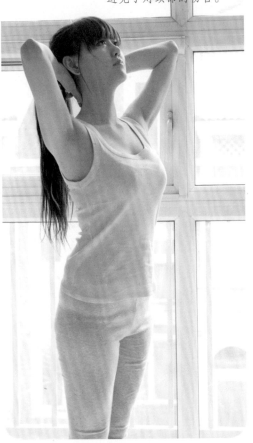

清晨进行，让好心情相伴一整天。

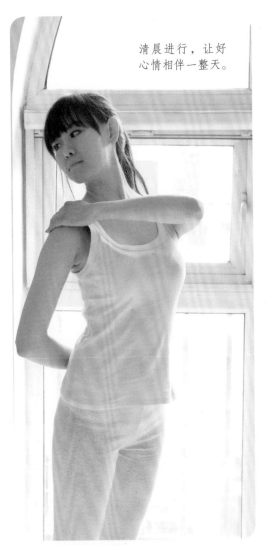

6 颈部酸痛时两手压头 5~10 秒

　　两手十指交叉,放于头后枕颈部。头颈上抬，两手下压，两力相争，静力对抗 5~10 秒，操练 5~10 次。

8 缩颈揉肩

头颈中立位，双手半握拳自然放下，缩颈，双肩旋前自揉，然后双肩旋后自揉。按以上动作顺序做4个8拍。可以促进肩部的血液循环，又能用肩按摩颈椎。

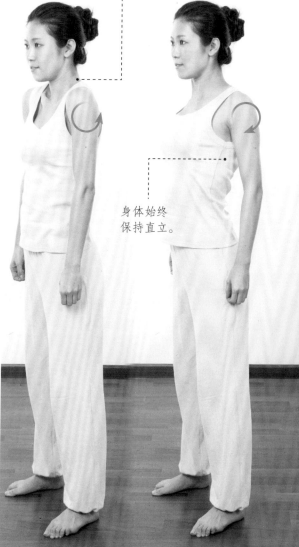

先前后，再左右。

头颈不要随双肩自由移动。

身体始终保持直立。

7 前后伸腰

站立，全身自然放松，双眼目视前方，两脚分开，双手掐腰。上半身先向前、向后伸，再顺时针、逆时针旋转。操作3~5分钟。

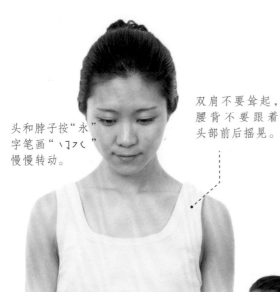

头和脖子按"永"字笔画"丶乛丆乀"慢慢转动。

双肩不要耸起，腰背不要跟着头部前后摇晃。

10 学习"小鸡啄米"

像小鸡啄米一样，慢慢伸出脖子，肩膀尽量不动，再慢慢缩回。重复数次，可以调节颈椎的屈伸度，防治颈椎病。

9 累了就做"永"字操

以头为笔头，用颈作笔杆，转动脑袋，用力均匀地将"永"字一笔一画地在空中写出来。练习时千万不要只是头动而脖子不动。要把这个字的笔画当做转颈路径，练习时全神贯注，屏息静气，将意念集中在头部。每天写2~3次，每次写5个"永"字。伴有高血压、动脉硬化的老人不宜猛然转头，幅度不宜过大，感到头痛、头晕可暂停。这个方法可以预防颈椎病，缓解颈肩酸痛。

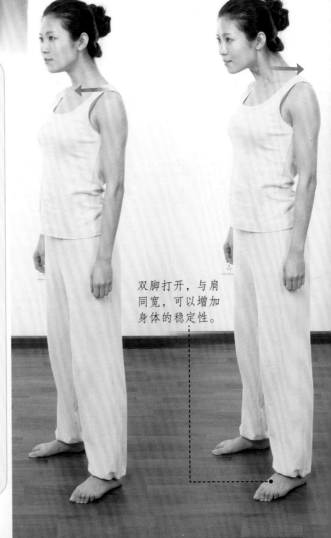

双脚打开，与肩同宽，可以增加身体的稳定性。